NOTICES

SUR

LA COMMUNE ET SUR L'HOSPICE

D'ARGENTEUIL

PAR

M. ÉTIENNE OLIVIER CHEVALIER

MEMBRE DE LA LÉGION D'HONNEUR,

Ancien Maire d'Argenteuil,

Et ancien Président de la Commission administrative de l'Hospice.

SAINT-DENIS

TYPOGRAPHIE DE A. MOULIN

17, Rue de Paris

1859

NOTICES

SUR

LA COMMUNE ET SUR L'HOSPICE

D'ARGENTEUIL

NOTICES

SUR

LA COMMUNE ET SUR L'HOSPICE

D'ARGENTEUIL

PAR

M. ÉTIENNE OLIVIER CHEVALIER

MEMBRE DE LA LÉGION D'HONNEUR,

Ancien Maire d'Argenteuil,

Et ancien Président de la Commission administrative de l'Hospice.

SAINT-DENIS

TYPOGRAPHIE DE A. MOULIN

17, Rue de Paris

—

1859

1860

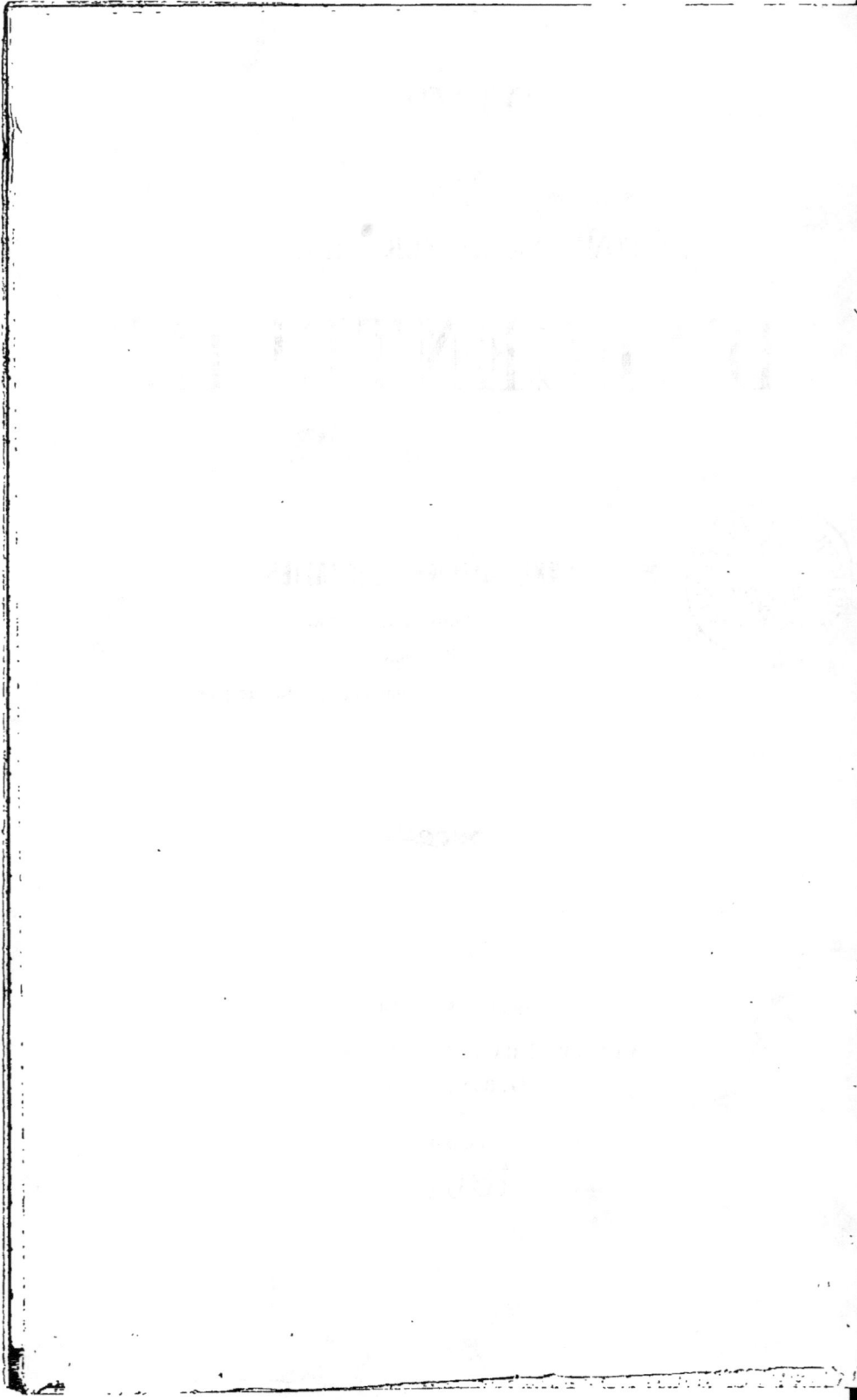

PRÉFACE

Les notices nous semblent être pour l'historien ce que les médailles sont pour l'antiquaire : les plus anciennes sont les plus appréciées pourvu qu'elles soient authentiques, et elles servent les unes comme les autres à agrandir le domaine de l'histoire, à en éclaircir les points douteux. Nous ne croyons pas nous abuser en pensant que les notices offertes ici à nos concitoyens ont quelque peu de ce mérite.

Ces notices sont le fruit des recherches et du travail consciencieux de feu notre père, M. Étienne-Olivier Chevalier. Il vous dira lui-même, dans le cours de son ouvrage, les motifs qui lui ont fait

prendre la plume ; nous lui en laissons le soin. Quant
à nous, considérant la publication de ce travail comme
un nouvel hommage que nous rendons à sa mémoire, nous désirons aussi qu'on y trouve une preuve
des sentiments de patriotisme qui nous animent
envers la commune d'Argenteuil, et que nous lui
conserverons toujours. M. Chevalier, à titre d'auteur, a, sans nul doute, besoin d'indulgence. Nous
comptons sur la vôtre, habitants d'Argenteuil ; vous
ne la lui refuserez pas, car le sujet qu'il traite appelle
toutes vos sympathies. C'est l'histoire de votre pays,
de vos aïeux, de vos champs, de votre maison peut-
être, racontée par un homme dont la longue carrière
publique a été constamment dévouée à vos intérêts,
et dont le dernier regret a été de ne pouvoir plus rien
faire pour vous.

A. GIOT,
Maire de la Ville de Saint-Denis, chevalier de la Légion d'Honneur.

M.-H. GIOT, NÉE CHEVALIER.

AVANT-PROPOS

Quoique je n'eusse d'abord que l'intention de faire une description analytique des faits qui se rapportent à la fondation et à l'accroissement de l'hospice d'Argenteuil, j'ai dû, dans ce but, tout voir, tout examiner, tout compulser par moi-même. Mais comme en réunissant tous les documents, tous les matériaux que j'ai pu recueillir, j'ai rencontré une multitude de faits et d'anecdotes qui se rattachent à l'histoire de notre commune; comme aussi je me suis procuré l'ouvrage de l'abbé Lebeuf, intitulé *Histoire du diocèse de Paris*, ouvrage dont le quatrième volume traite spécialement d'Argenteuil dans les trente premières pages; que de plus j'ai eu la patience de feuilleter aux archives du département les vingt-six fortes liasses et les dix ou douze registres plus ou moins considérables qui composaient la bibliothèque des religieux bénédictins, anciens seigneurs d'Argenteuil [1]; qu'en outre il m'a été communiqué une chronique tenue par un sieur Valentin Gagnon, ancien buraliste de la poste aux lettres, que j'ai connu, laquelle chronique, commencée l'an 1754, a été suivie d'année en année jusqu'à 1793; et qu'enfin, étant septuagénaire, je possède, avec les traditions de mes pères, la mémoire des faits dont j'ai été témoin, j'ai cru devoir faire précéder mon histoire de l'hospice d'une notice sur la commune d'Argenteuil. On trouvera dans cette notice la date des améliorations successives qui ont été faites pour assainir cette commune, et pour y rendre la circulation plus facile.

M. l'abbé Lebeuf, dans son histoire du diocèse de Paris, donne sur Argenteuil des détails qui m'ont paru si intéressants que j'ai cru devoir les transcrire ici. Cet ouvrage est d'ailleurs devenu très-rare; j'é-

[1] J'ai eu le regret de n'y trouver aucune note sur l'administration des anciens syndics de la commune.

pargne donc à mes lecteurs la peine d'y recourir en mettant sous leurs yeux les détails qu'il contient sur notre commune, et j'y joins un article pris dans le Dictionnaire de M. de la Martinière.

Enfin, et pour tout exorde, je prie le lecteur d'avoir pleine confiance à ce qui lui sera dit ou raconté dans ce recueil, attendu que mes renseignements sont pris sur des notes authentiques, sur des rapports de personnes dignes de foi, et, je le répète, sur ce que j'ai vu moi-même. Si ce travail n'est pas d'un intérêt général, il répondra, du moins je l'espère, à la curiosité bien naturelle de ceux de nos neveux qui, comme moi, tiendront à la commune où ils sont nés, et dans le cimetière de laquelle reposent leurs aïeux. Quant aux miens, ç'a été, je l'avoue, avec satisfaction que j'ai reconnu que dans les deux lignes soit paternelle, soit maternelle, jusqu'à la quatrième génération ascendante, les chefs de ces familles ont tous été syndics, marguilliers, administrateurs ou trésoriers de l'hospice. Après la lecture des délibérations auxquelles ils ont pris part, il me semblait avoir été témoin de leurs discussions préliminaires et pouvoir me faire une idée du caractère de chacun d'eux comme si j'eusse été leur contemporain. C'est ce qui me confirme dans l'opinion que cet écrit pourra offrir plus d'intérêt aux membres des anciennes familles qu'aux habitants nouvellement établis.

Je ne suis pas écrivain, il s'en faut de beaucoup, et sans doute un autre que moi eût mieux traité ce sujet, qui pouvait être revêtu de formes plus élégantes et conséquemment plus agréables pour le lecteur. Mais l'amplification n'est pas ici nécessaire : la vérité suffit à l'autorité du narrateur et à la curiosité de ceux qui lisent ou qui écoutent. Dans tous les cas, je ne pense pas qu'on puisse découvrir d'autres documents que ceux que j'ai laborieusement amassés, et dont je me suis servi pour lier les temps passés aux temps actuels et faire ainsi l'histoire de notre commune et de notre hospice.

E.-O. CHEVALIER,
Membre de la Légion d'Honneur.

NOTICE

SUR LA

VILLE D'ARGENTEUIL

——◦◖◗◦——

Deux choses ont rendu Argenteuil mémorable, pre-
mièrement un monastère de l'ordre de Saint-Benoît,
recommandable par son antiquité et par les reliques
qui y sont conservées ; en second lieu, le territoire du
pays, célèbre par la bonté de son vin. Si l'on voulait
ajouter foi aux traditions populaires, et suivre les
idées que les noms des lieux font naître, on s'imagi-
nerait que celui d'*Argentueil* viendrait de quelque mine
d'argent qu'on aurait aperçue sous la montagne voisine ; mais il y a tant de lieux en France et ailleurs
dans le nom desquels le mot argent se trouve, tels que
Argental, Argentan, Argentelles, Argentenay, Argentières,

Argentine, *Argentolle*, *Argenton*, *Argentré*, etc., sans qu'il y ait aucun vestige de ces sortes de mines, que, sans hésiter, on doit prendre le parti de croire que le terme *Argent*, dans tous ces noms, est un terme celtique, ou plutôt que ce sont deux syllabes de cette langue, *Arg* et *Ant* ou *And*, que l'usage a fait adoucir, en sorte qu'au lieu de dire *Argant* on dit *Argent*. On a dans les Itinéraires romains, à l'article des Gaules, *Argantomagus*, *Argentuaria*, ce qui prouve que le mot *Argent* est très-ancien et qu'il n'y n'est point dérivé du latin dans les noms de lieu. Ainsi croie qui voudra, avec le peuple, que les mines ou les trésors d'argent sont sous la montagne, aux environs du château de May ou Mail situé sur le territoire d'Argenteuil, vers le nord, et que *euil* signifiait autrefois montagne, en sorte qu'Argentueil [1] voudrait dire Montagne d'Or ; ce n'est point à ceux qui recherchent la vérité avec droiture à se repaître de ces fables. Ils doivent se contenter de savoir que dans-les premiers titres ce lieu a été appelé : *Argentoïalum*, puis *Argentoilum*, *Argentogilum*, et enfin *Argentolium*.

Argenteuil était peut-être un lieu inculte, et la montagne voisine était probablement couverte de brous-

---

[1] Depuis M. l'abbé Lebeuf, l'orthographe de ce mot a encore changé et au lieu de Argentueil, on écrit *Argenteuil*.

Nous suivrons cette dernière manière d'écrire, dans le cours de cet ouvrage.

sailles lorsque ce nom lui fut donné. Quoi qu'il en soit, un riche seigneur français, nommé Ermenric, et Nummane son épouse, y fondèrent au VIIe siècle un monastère de filles, dont le roi Clotaire III approuva l'établissement vers l'an 665. Les fondateurs le soumirent dès lors à l'abbaye de Saint-Denis ; car les grands monastères d'hommes avaient quelquefois, alors, des monastères de filles de leur dépendance. Un diplôme, par lequel Childebert III donna à cette nouvelle maison, l'an 697, ce que le fisc avait dans la forêt voisine, appelée en latin *Cormoletus*, marque que l'abbesse s'appelait Leudesinde, et que l'abbaye était sous le titre de la *Sainte-Vierge, Saint-Pierre* et *Saint-Paul.*

Lorsque le roi Pépin donna au monastère de Saint-Denis une grande partie de la forêt d'Iveline [1], l'an 768, il en excepta ce qu'il avait déjà donné à d'autres églises, comme à Notre-Dame du monastère d'Argenteuil. Carloman, son fils et frère de Charlemagne, approuvant les chartres des rois ses prédécesseurs en faveur de ce monastère, l'an 770, spécifie qu'alors il avait pour abbesse Ailine. Le gouvernement de cette

[1] J'ai reconnu par la lecture de l'ouvrage entier de l'abbé Lebeuf que la forêt d'Iveline commençait où est encore celle de Saint-Germain, et se prolongeait jusqu'à Chevreuse, Rambouillet et Dourdan. A Rambouillet la forêt porte toujours le même nom.   (E.-O. CHEVALIER.)

1.

abbaye de filles était entre les mains de l'abbé de
Saint-Denis, dont le monastère n'en est éloigné que
d'une lieue et demie, lorsque Charlemagne l'obtint de
lui pour le peupler d'autres religieuses qui seraient
gouvernées par Théodrade, sa sœur, avec promesse de
le lui remettre dans la suite. Théodrade gouvernait cette
maison l'an 824, époque où elle fit un échange avec
un abbé Einhard ; et encore l'an 828, auquel temps
elle obtint des princes Louis le Débonnaire et Lothaire
une charte par laquelle il était permis à l'abbaye de
Saint-Denis d'en reprendre le gouvernement après sa
mort, ou en cas qu'elle allât demeurer dans un autre
monastère.

Ce diplôme rappelle les titres primordiaux du vii⁰ siècle et marque l'intention des fondateurs. Nonobstant
ces diplômes, la restitution n'en fut point faite à
Saint-Denis. Il y a preuve que ce monastère était
rempli de religieuses de la famille royale, et de celles
qui étaient protégées par les princes, et cela fut ainsi
jusqu'aux guerres des Normands, époque où elles
furent obligées de s'enfuir. Alors le monastère, auquel
la princesse Berthe, fille de Charlemagne, avait fait
présent d'un grand terrain pour se mettre plus au
large, loin d'en profiter, alla en décadence le reste du
siècle. Ode était abbesse dans le temps des premières
courses des Normands, et depuis elle, on n'en trouve
plus aucune.

Après un siècle et demi, la reine Adelaïde (ou Ade-
laïs), mère du roi Robert, entreprit de rétablir le monastère d'Argenteuil, que les Normands avaient détruit.
Son fils entra dans ses vues, et y accorda beaucoup de
terres, commençant par ce que le roi Hugues-Capet,
son père, avait possédé à Argenteuil même, y ajoutant
le droit de marché, celui du passage des voitures par
terre, et le droit du tensement de vin. Son diplôme est
de l'an 1003. Ce qui fit dire à Helgaud, en la vie de ce
pieux prince, qu'il avait bâti ce monastère, et qu'il y
avait placé un grand nombre de religieuses bénédic-
tines, quoique, dans le vrai, il n'en fût avec sa mère
que le restaurateur. On n'a le nom d'aucune des
prieures ou supérieures de cette maison, depuis sa
restauration, si ce n'est celui d'Héloïse, qui l'était
six-vingts ans après son rétablissement [1].

[1] Héloïse, ou Louise, nièce de Fulbert, chanoine de Paris,
aumônier du roi Henri 1er, belle, mais surtout spirituelle, se
livra avec ardeur à l'étude des sciences et se fit un nom dans
le monde par une érudition rare chez les femmes, surtout au
temps où elle vécut. Après avoir été d'abord la maîtresse et ensuite la femme d'Abailard, elle devint religieuse, puis prieure
au couvent d'Argenteuil et enfin première abbesse de la célèbre abbaye du Paraclet où elle mourut, en 1164, âgée de
63 ans. Héloïse est un des personnages du XIIe siècle qu'on
connaît le plus, mais non pas le mieux. La première partie de
sa vie nous la montre livrée aux égarements d'une passion ar-

Ce fut alors, c'est-à-dire l'an 1129, qu'en vertu d'une ordonnance du concile tenu à Saint-Germain-des-Prés, où présidait le légat Mathieu, évêque d'Albane, le monastère d'Argenteuil rentra sous la dépendance de l'abbaye de Saint-Denis, par les mouvements que l'abbé Suger se donna pour cela; et, non-seulement l'abbaye en reprit le gouvernement, mais même on y mit des religieux de la maison, après qu'on eut

dente, également réprouvée par la religion et par la morale; la seconde, au contraire, l'absout et l'honore. Mais c'est à ses erreurs surtout qu'elle doit sa célébrité. Les gens du monde la voient comme une espèce de figure poétique qu'ils aiment et jugent d'après des romans, sans tenir compte de ce qui fait le vrai mérite de cet esprit distingué, et de ce grand caractère que sa vie révèle à quiconque l'a dépouillée des fictions. Ceux qui voudront bien connaître Héloïse chercheront dans ses lettres originales ce qui peut pallier ses fautes. Après la mort d'Abailard, elle obtint la translation de son corps au Paraclet (1142) et vécut encore 22 ans dans cette retraite; mais sans conserver aucune relation avec le monde, ne parlant plus que pour prier et instruire, s'abstenant même de prononcer le nom d'Abailard, et ne s'entretenant plus du passé qu'avec Dieu seul. A sa mort, elle fut réunie à son mari dans le tombeau, comme elle l'avait demandé, et, dans les translations diverses du monument qui renferme les cendres des deux époux, on a respecté leur vœu et on ne les a jamais séparés. Depuis le mois de mars 1817, leur tombeau est au cimetière du Père La Chaise.

(E.-O. CHEVALIER.)

dispersé une partie des religieuses à Malenoue [1], et envoyé les autres au Paraclet, diocèse de Troyes, avec Héloïse. L'arrangement qui s'était fait alors déplut, au bout de trente ans, à Maurice de Sully, évêque de Paris. Comme depuis le rétablissement fait par le roi Robert, ce monastère avait été sous la direction de l'ordinaire, ce prélat demanda, en 1163, qu'on y remît des filles, ou qu'il en nommât le prieur ou l'abbé, s'il restait dans la nature de monastère d'hommes. Odon, abbé de Saint-Denis, et lui mirent cette affaire en arbitrage. La décision fut que l'union du prieuré d'Argenteuil à l'abbaye de Saint-Denis tiendrait pendant trois ans, au bout desquels l'évêque pourrait reprendre le procès. Maurice resta tranquille le reste de son épiscopat. Mais Eudes de Sully, son successeur, renouvela cette affaire, qui ne fut terminée qu'en 1207 par un accord. L'évêque et le chapitre de Paris promirent de ne plus agir pour rétablir un abbé ou un abbesse à Argenteuil, mais d'en laisser la jouissance libre à l'abbaye de Saint-Denis, en qualité de prieuré, moyennant que l'évêque aurait, par chaque année, deux *procurations* (c'est-à-dire deux repas) à Argenteuil, et l'archidiacre tout autant ; que l'évêque jouirait de ses droits épiscopaux, et que l'abbaye de Saint-Denis n'obtiendrait aucun privilége, au sujet de cette

[1] Une notice récente dit : Notre-Dame-de-Malnoé.

église d'Argenteuil, contre l'évêque ni contre le chapitre ; de sorte que si l'évêque jetait un interdit dessus,
les religieux l'observeraient ; et enfin il fut convenu
d'une certaine redevance de blé que l'abbaye de Saint-
Denis payerait aux évêques de Paris, chaque année, à
la Saint-Remy.

Au reste, lorsque les moines de Saint-Denis vinrent
demeurer dans ce monastère, la règle était déjà
beaucoup déchue de son ancienne sévérité, et ce
qui regardait la nourriture des religieux faisait une
des plus importantes affaires de ce prieuré. On voit,
par une charte de l'an 1200, que la fonction de chef de
cuisine était dans ce couvent un office héréditaire, dont
Hugues, abbé de Saint-Denis, régla alors les droits
conjointement avec Hugues, prieur du lieu. Le règlement parle de pitances de chair pour le couvent. Le
queux ou cuisinier était tenu de cuire en sa maison
tous les oiseaux que les moines achetaient, de quelque
espèce qu'ils fussent ; et, moyennant le droit de pain
et vin conventuel que le couvent lui accorda et à ses
héritiers, il fit la remise des queues de tous les pois-
sons qui lui étaient dues, et de quelques rentes assises
sur des vignes à Orgemont. Il reste encore dans l'abbaye de l'Essay, en Basse-Normandie, un exemple
d'office de queux du monastère, qui est héréditaire et
même féodal. C'est ce que les nouveaux éditeurs du
Glossaire observent après avoir inséré en entier dans

leur ouvrage la charte qui regarde celui d'Argenteuil. Il y a apparence que ce furent les pèlerins
de conséquence attirés par la relique de la *Sainte
Robe* dont je parlerai ci-après, et auxquels on ne pouvait refuser l'hospitalité, qui rendirent l'usage du gras
plus commun dans le monastère d'Argenteuil [1].

Nous avons dans le nouveau *Gallia christiana* un
catalogue des prieurs d'Argenteuil depuis leur origine,
à commencer par Hugues et Odon, qui le furent sous
Suger, abbé de Saint-Denis. Voici quelques faits notables de leur temps, suivis de quelques remarques
nouvelles. Sous le prieur Geoffroy, en 1152, le roi
Louis VII accorda la mairie [2] d'Argenteuil à la même
abbaye. Sous le prieur Ansolde ou Aleaume fut découverte, en l'an 1156, la relique que l'on appelle la Robe
de Notre-Seigneur. Nicolas de Boissy, prieur sur la fin
du règne de saint Louis, fut lié d'amitié avec Pierre de

[1] Je ne parle pas de Rigord, médecin de Philippe-Auguste,
qui raconte l'observation astronomique qu'il y fit l'an 1128. Sa
résidence à l'abbaye de Saint-Denis pouvait le mettre à portée
d'aller souvent à Argenteuil. (Note de Duchêne, t. IV, p. 28.)

[2] On lit dans une lettre de Louis VII qu'en 1152 les domestiques du maire d'Argenteuil qui pouvaient être des parents
de l'abbé Suger, ayant tué un homme pendant la foire du
Landy, le roi cassa le maire et remit son office au prieuré d'Argenteuil, à condition d'en faire 10 livres d'argent de redevance
à l'abbaye de Saint-Denis. (*Histoire de l'abbaye de Saint-Denis*,
par Dom Michel Félibien, liv. IV, p. 194.)

Condé, chapelain de ce saint roi à la Terre sainte. Il reste des lettres que ce chapelain lui a écrites sur la croisade. Il m'a paru que Philippe de Dampierre, que l'on compte pour le troisième prieur commendataire, en 1523, était de quelque ordre religieux. J'ai trouvé que, le 9 juin 1526, Hugues de Montchanin fut nommé prieur par l'évêque de Paris, à cause de l'incapacité de frère Philippe de Dampierre, et qu'ensuite le prieuré fut conféré par le même à Guillaume Josse, docteur en théologie de l'ordre de Cluny. L'incapacité de frère Philippe n'était autre que son mauvais gouvernement : il avait dissipé les biens de la maison et en avait vendu les cloches. Jacques Foüin ou Foing, chanoine de Paris, qui fut prieur de ce lieu, dès l'an 1573, fit dresser un procès-verbal de l'incendie de l'église et des maisons causé par les calvinistes. Sous Pierre de Serres, aussi chanoine de Paris et prieur commendataire, Louis de Lorraine, abbé de Saint-Denis, statua, en 1609, que, dans la suite, il y aurait dans ce prieuré quatre religieux prêtres et deux novices. Enfin, l'an 1646, la congrégation de Saint-Maur y fut introduite ; depuis lequel temps cette maison a eu deux illustres prieurs commendataires, qui sont M. du Cambout de Coislin, évêque d'Orléans, décédé en 1706, et M. Claude Fleury, qui avait été sous-précepteur des trois princes, petits-fils de Louis XIV, et qui est fameux par son histoire ecclésiastique. Il est mort en 1723.

L'église du prieuré n'a rien que de fort simple dans sa construction, tant par le dehors que par le dedans. Comme elle a été reblanchie, il n'y a que le dehors des cintres et des vitrages qui peuvent faire voir que ce qui reste est du XIIe siècle. Il consiste en une nef nue et sans ailes ou bas-côtés. On y a pratiqué un chœur pour les religieux en place de l'ancien, qui fut détruit par la chute du clocher arrivée le 21 janvier 1699. Lorsque l'église eut été ainsi raccourcie et refaite, elle fut bénite de nouveau le 6 novembre 1701. Le cloître, qui est du côté méridional, est d'un travail très-délicat et formé de petites colonnes qui ont cinq ou six cents ans.

On conserve dans cette église une relique que quelques historiens appellent *Cappa Salvatoris nostri inconsutilis*, et d'autres *Tunica Salvatoris inconsutilis*. La découverte y en fut faite miraculeusement l'an 1156, suivant les auteurs, auxquels il faut ajouter le témoignage de Hugues, archevêque de Rouen, qui déclare qu'alors, en présence de plusieurs évêques et du roi Louis le Jeune, il la tira du trésor et l'exposa à la vénération des fidèles, la qualifiant : *Cappam pueri Domini Jesu*. Le premier historien, qui était contemporain, assure qu'on avait trouvé avec ce vêtement des lettres qui marquaient que c'était la robe que sa glorieuse mère lui avait faite lorsqu'il était encore enfant. On ajoute que les évêques présents, y compris celui de Paris, accordèrent des indulgences à ceux qui visiteraient cette relique : mais c'est un fait dont les historiens du temps ne disent rien, et la charte peut avoir été augmentée de quelques additions. L'abbé Chastelain, chanoine de Paris, écrit qu'il vit la relique, le jeudi 28 juillet 1672, dans une châsse de bois, celle qui était d'argent ayant été prise par les Huguenots : que cette robe paraît comme un gros crêpe usé, ou plutôt comme un canevas fin d'une couleur de rose sèche brune, et que c'est une robe d'enfant. Robert du Mont, auteur du XIIe siècle, assure qu'elle était *coloris subrufi* (roussâtre). On prétend que cette relique avait été donnée à ce monastère par Charlemagne en même temps que le corps de sainte Christine, apporté d'Italie, lorsque sa fille Théodrade se renferma dans ce couvent avec d'autres dames de la cour. Ainsi, il faut croire que les religieuses, qui prirent la fuite à l'arrivée des Normands, avaient caché en quelque lieu très-secret et fort sec toutes ces reliques, au lieu de les emporter avec elles; car on ne voit pas de raison pour laquelle, depuis le rétablissement du monastère par le roi Robert, elles eussent été cachées; et d'ailleurs il n'y avait qu'un siècle et demi d'écoulé jusqu'à l'an 1156, ce qui n'avait pas suffi pour que la charte de cette année-là pût mettre : *ab antiquis temporibus*. On juge par un ancien Graduel où la messe en l'honneur de la relique du Sauveur se trouve entre la Saint-

Laurent et l'Assomption, que la translation avait été faite le 12 ou 13 août.

Il est surprenant, au reste, qu'à la fin du XIIIᵉ siècle, les religieux d'Argenteuil eussent fait venir de Rome des indulgences pour ceux qui visiteraient leur église aux fêtes de l'Annonciation, de la Nativité, de la Purification, de l'Assomption de la Vierge et à la fête de sainte Christine, martyre, sans faire aucune mention de la robe de Notre-Seigneur ni de sa fête. Il n'en est pas moins vrai qu'en 1486 Jean Fardonas, prieur, ordonna qu'on tînt une lampe allumée devant le corps de Notre-Seigneur et la sainte robe. Il est également certain que la châsse où elle était renfermée fut portée en procession d'Argenteuil à Saint-Denis, le 1ᵉʳ mai 1529, et dans une autre à Paris en 1534, avec la vraie croix et autres reliques de la sainte chapelle. Ce fut aussi sans doute la même relique qui attira à Argenteuil plusieurs prélats et plusieurs princes et princesses en différents temps, ainsi que je l'ai insinué ci-dessus : entre autres les archevêques de Sens, Gautier Cornu, l'an 1236 ; Gilon Cornu, en 1254 ; Henri Cornu, en 1255 ; Pierre Charny, en 1268 ; Odon de Tuscule, légat en France, en 1245 ; les évêques de Paris, Guillaume d'Auvergne et Gauthier de Château-Thierry, en 1246 et 1250. Saint Louis s'y rendit durant le carême de l'an 1255, et au mois de janvier 1260. Henri III, roi d'Angleterre, y vint vénérer la sainte robe, et donna une coupe de dix arpents de bois pour rétablir l'église.

Louis XIII y vint trois fois. Marie de Médicis, sa mère, y est aussi venue ainsi que Anne d'Autriche, sa femme, la pieuse reine d'Angleterre, femme de Jacques II, et le cardinal de Richelieu. Mademoiselle de Guise, ne pouvant souffrir que cette relique fût dans une châsse de bois, en fit faire une magnifique dans laquelle on la transféra le 22 octobre 1680. Alors elle obtint une parcelle de cette relique.

Dom Gerberon rapporte que, quelques années avant qu'il publiât le livre qu'il a composé sur ce sujet, on avait fait des informations juridiques touchant les anciens titres qui regardaient ce précieux monument. Que le sieur Duchêne, procureur de ville, avait déposé en justice qu'il avait vu parmi les papiers de l'église paroissiale un titre latin, d'écriture fort ancienne, sur parchemin, où il avait lu ces mots : *Tunica inconsutilis*, et ceux-ci : *una hora*. Ce qui lui avait fait croire que ce titre regardait la sainte robe, parce qu'on tient de tradition qu'elle était arrivée à Argenteuil à une heure après midi, lorsque Charlemagne l'envoya, et même que depuis on y sonnait tous les jours une cloche à la même heure; que ce titre avait deux sceaux sur chacun desquels il avait lu *Episcopus*. Que le syndic d'alors avait déposé qu'il avait tenu un titre écrit en français, dont la date était de huit cent et tant d'années (c'était apparemment une traduction de l'autre), et qu'il y était dit que Constantin, fils d'Irène, impéraratrice (d'Orient), fit donner la sainte robe à Charlemagne, qui la fit apporter à Argenteuil, avec solennité, y étant présent avec douze évêques et les seigneurs de la cour; qu'elle y arriva à une heure après. midi, en mémoire de quoi on sonne tous les jours, à la même heure, trois coups de cloche, et qu'enfin ce prince la donna à Théodrade, sa fille, religieuse du lieu. Le savant bénédictin ajoute que ces titres ne se trouvaient plus lorsqu'il imprima son livre. Ce qu'il cite ensuite touchant la singularité de la sonnerie demande à être développé.

On avait toujours été exact à sonner à la paroisse, à une heure après midi, pour conserver le souvenir de l'arrivée de la relique, qui fut à la même heure. Mais vers l'an 1666, quelques particuliers, croyant que cet usage n'avait commencé qu'avec l'établissement de l'Angelus à midi, entreprirent de l'empêcher; c'est pourquoi il y eut sentence du bailly d'Argenteuil, au mois de décembre 1667, par laquelle celui qui avait voulu abolir cette coutume, fut condamné à la rétablir, et ordre aux marguilliers de faire sonner, à peine d'amende.

Dès le mois de janvier précédent, l'archevêque de Paris avait ordonné la même chose. Quelques-uns ayant usé de violence contre ceux qui sonnaient à une heure, il y eut décret de prise de corps contre un d'entre eux. Sur de nouvelles représentations, l'archevêque donna ordre au curé, le 27 mai 1667, de tenir la main à ce que l'ancienne coutume ne fût point changée. On y obéit pendant sa vie. A sa mort on cessa : nouvelles plaintes furent portées au successeur, qui ordonna la même chose, et son ordonnance fut signifiée aux marguilliers. Dom Gerberon ajoute que depuis on y a toujours obéi. L'abbé Chastelain, chanoine de Paris, qui observait toutes les particularités de chaque lieu, remarque, dans le voyage qu'il fit à Argenteuil en 1672, que l'usage était à la paroisse de ne sonner l'Angelus qu'à une heure au lieu de midi. Mais cet usage était encore combattu par le sacristain nommé Jean Morin, ainsi qu'il se voit par un factum qui fut présenté à la cour du parlement, et l'affaire n'était pas encore terminée en 1678. Il paraît, par le mémoire imprimé en 1719 (p. 17), que cette affaire était assoupie [1].

Il resterait à examiner sur quel fondement on a pu chanter autrefois, à la messe, en l'église de ce prieuré, que cet habit sans couture avait été joint à la Croix, *Comes quoque fuit crucis;* serait-ce que Charlemagne

[1] Cette sonnerie commémorative a été interrompue depuis la révolution de 1789, jusqu'en 1844, où elle a été rétablie par M. l'abbé Millet, alors curé doyen de la paroisse d'Argenteuil.

(E.-O. CHEVALIER.)

aurait donné en même temps quelque morceau de la vraie croix? Ou serait-ce qu'un morceau de la croix aurait été renfermé dans une grande croix de matière précieuse dont le Christ aurait été quelquefois couvert de cette tunique, robe ou chape? Quoi qu'il en soit, on lit que vers la fin du dernier siècle, un morceau de la vraie croix fut placé au-dessus de la châsse de la robe de Notre-Seigneur.

On voit encore, dans l'église de ce prieuré, le tombeau du chevalier de Hautepierre, décédé en 1298, qu'on dit avoir été frappé de maladie subite pour avoir voulu faire couper une partie de cette relique par son domestique, afin de l'emporter par dévotion.

Il y avait dans ce même prieuré, ainsi qu'il a été dit ci-dessus, une dévotion particulière envers sainte Christine, martyre du lac de Bolsène en Italie, et cela par rapport à son corps, que l'on y possédait. Ces reliques furent mises en 1711 dans une châsse nouvelle, où l'on renferma l'ancien titre qui en faisait mention aussi bien que quelques reliques de saint Eugène, martyr, dont le corps avait été transporté autrefois de Duëil (lisez Deuil) à Saint-Denis. Il est visible que c'était l'abbaye qui avait donné à Argenteuil ce qu'on y a de saint Eugène. On y conserve aussi d'autres reliques dont je ne parlerai que dans les propres termes de l'abbé Chastelain :

« On voit, dit-il, à Argenteuil, dans le Prieuré, des

» corporaux de Saint-Denis. Ce sont des linges qu'on
» faisait toucher, dès la première antiquité, au tom-
» beau de ce saint, et depuis, à son cercueil d'argent,
» et qu'on envoyait ensuite à ceux qui ne pouvaient y
» venir en pèlerinage, au lieu d'envoyer de ses reli-
» ques, de la même manière qu'on faisait à Rome à
» l'égard du tombeau de saint Pierre, comme on voit,
» par saint Grégoire, pape, dans ses lettres. On a cru,
» dans les siècles d'ignorance, que c'étaient des corpo-
» raux dont saint Denis s'était servi à la messe ; mais
» ils tirent leur nom de corporal, non du corps de
» Notre-Seigneur, mais de celui de saint Denis, saint
» Pierre, etc. »

Le monastère d'Argenteuil comprenait anciennement
quelques chapelles situées dans l'église et dans l'étendue de l'enclos, et ces chapelles étaient des bénéfices
en titre. J'ai trouvé à l'année 1502 une permutation de
la chapelle de Saint-Maurice, qui y est dite située, et en
1558, le visa d'une chapelle de Saint-Pierre, qui était
proche de l'église. On a découvert en effet, dans le
siècle dernier, que ce qui sert de jardin est rempli de
quantité d'anciens fondements, et que ce qui sert de
cour était autrefois un cloître ou un cimetière. La
chapelle Saint-Pierre existe encore devant le portail
de l'église, la place étant entre deux : sa construction
est de la fin du xiiie siècle ou du siècle suivant. Quelques-uns assurent qu'elle a servi de paroisse pendant

quelque temps. Mais la chapelle de Saint-Jean, qui est séparée de la nef par une ruelle, du côté du septentrion, est d'un travail qui semble être du xe siècle : elle est presque en forme carrée et soutenue par de petits piliers. Au côté septentrional est incrustée dans le mur l'épitaphe d'un nommé Addalaldus, diacre, qui enseignait le chant aux religieuses dans le xe ou xie siècle. Comme elle est gravée et figurée avec ses lettres entrelacées dans le IIIe tome de l'histoire de Paris, par Félibien, page 24, je me contente d'en rapporter ici la teneur : *Sub hoc titulo conditum est corpus Addalaldi, indigni Diaconi, qui fuit in isto monasterio magister arte musicâ. Qui legis, ora pro ipso : et est depositus* xv *spb* [1].

Je pense que cette pierre était primitivement hors de cette chapelle, sur le mur septentrional, et que c'est le corps de ce diacre qui a été trouvé par dehors, au même lieu, dans un cercueil de pierre, en 1736.

Le prieuré d'Argenteuil était autrefois à la nomination de l'abbé de Saint-Denis. Depuis la réunion de l'abbaye au monastère des Dames de Saint-Cyr, le roi y nomme. Le revenu est de 5 à 6,000 livres.

On ne trouve point, la raison pour laquelle, depuis

---

[1] Traduction de l'épitaphe :

Sous cette inscription est renfermé le corps de Addalaldus, diacre indigne, qui fut maître de chant dans ce monastère. Vous qui la lisez, priez pour lui. Il fut déposé ici le XV septembre.

quelques siècles, ce monastère a été appelé le Prieuré de l'*Humilité de Notre-Dame* ou *Notre-Dame de l'Humilité*. Ce ne peut être que relativement au 3e verset du cantique *Magnificat*.

On voit à l'entrée de cette église, à main droite, de même que dans celle de l'abbaye de Saint-Denis, une pierre dans laquelle sont taillées des cavités rondes, pour servir de règles aux mesures du lieu.

Il n'y a qu'une paroisse à Argenteuil. L'église est sous l'invocation de Saint-Denis. On sent assez que les abbés du fameux monastère voisin, étant chargés du gouvernement des premières filles qui furent mises dans l'abbaye d'Argenteuil, veillèrent à ce que les habitants qui s'établirent en ce lieu, pour en faire valoir les biens, eussent une église particulière, et que, moyennant des linges du tombeau de saint Denis, il fut facile de dédier une chapelle ou basilique sous son invocation. Il peut donc avoir existé une paroisse de Saint-Denis à Argenteuil, dès le viiie ou ixe siècle; mais alors elle était fort petite. Elle aura, sans doute, été détruite par les Normands, ainsi que celles qui se trouvaient sur le bord de la Seine; et depuis elle aura été rebâtie à diverses fois. Il n'y a rien dans l'édifice que l'on voit aujourd'hui qui puisse remonter au delà du xiiie siècle. Cette église a été construite à plusieurs reprises; on y voit du genre de structure des xiiie, xive, xve et xvie siècles, et presque rien n'y est régulier. Le chœur est de biais ; du côté septentrional, il y a double aile avec des chapelles, et, du côté du midi, il n'y a qu'une aile toute seule.

Il y a au fond une chapelle en espèce de rotonde ; les piliers qui supportent le clocher par dedans l'église sont du XIIIe siècle ainsi que quelques autres. Le reste, dont les chapiteaux sont en volutes, est beaucoup plus moderne. Le grand autel est sous une voûte en forme de calotte, qui paraît être une addition récente. Dans le côté septentrional, proche le mur de la nef, se lit cette inscription en lettres gothiques :

La mort toujours présente aux périlleux faits d'armes,
Voyant de Chambellan le laurier sur le front
Combattre vaillamment ès-plaines de Piedmont,
Sous le grand roi François (1er) entre ses preux gens d'armes,
Le sauva des hasards courus en faits d'alarmes.
Partout à main hardie et le courage prout,
Pour n'estranger (préserver) ses os qui à jamais seront
Honorés en ce lieu de copieuses larmes.
Car tu sais, Argenteuil, qu'ayant fait de son corps
Un boulevert (vard) pour toi et dedans et dehors,
Il a fondé les murs dont l'*accint* (la ceinture) t'environne.
Pourtant garde icy son tombeau de *meschef* (mal)
Comme assure là haut, il porte sur le *chef* (tête)
Des anges bienheureux l'immortelle couronne.

« David de Chambellan, écuyer, cy-gisant, décéda le dernier
» jour de décembre 1545, et damoiselle Marguerite de Breite,
» sa femme, gisante en même lieu, décéda l'an 1559. Frère

» Jérosme de Chambellan, leur fils, Grand-Prieur de Saint-
» Denis, en France, leur a consacré ce monument. »

Dans le côté méridional est en gothique l'épitaphe
suivante :

« Cy-devant gist noble damoiselle Catherine de Rueil, veuve
» de feu noble homme M. Jehan Ruzé, chancelier des feu roi
» et reine de Navarre ; laquelle décéda en sa maison d'Argen-
» teuil le Xj d'août 1577, laquelle défunte a donné à l'église
» de céans, pour une fois payer la somme de cent livres pour
» être participante aux prières des gens de bien. »

Dans la nef, à un pilier, vers l'orgue :

« Cy-devant gist honorable homme Macé Girardin, marchand
» laboureur, demeurant à Argenteuil, et marguillier de céans ;
» et à la poursuite de cette église a été recourbé par les Hu-
» guenots, et est mort le 14 décembre 1580. »

A un pilier du chœur, sur la pierre :

» Cy gist Jacques Lepeultre, sieur du Plessis Trappe, lequel
» est décédé en ce bourg d'Argenteuil le XV août MVIᶜXV. »

Dans les côtés du nord est l'épitaphe en marbre de
Toussaint Fauvette, laboureur, demeurant en ce lieu,
qui, mourant sans héritiers, lègue sa maison à gens
d'église qui voudront vivre en congrégation, sous l'o-
béissance de M. le curé.
Le contrat fut passé par-devant du Mas, notaire au

Chastelet, le 18 septembre 1627. Il mourut le 29 octobre suivant, et Martine Potheron, sa femme, le 18 mars 1645.

Au même côté, sur marbre noir, taillé en rond :

« Cy gist Catherine de Mory, dame de la Mote Lamyre, » morte le 25 septembre 1651. »

Dans une épitaphe de marbre noir, proche l'entrée du chœur, et de l'an 1655, Argenteuil est qualifié *ville ;* aussi bien que dans celle en marbre blanc de Jacques d'Hemel, chevalier de l'ordre de Saint-Louis, décédé en 1729.

Enfin, près de la porte méridionale, est le mausolée en marbre blanc de Jacob d'Erlach, baron *Spictcensis*, converti du calvinisme, et décédé le 29 octobre 1694.

La cure est marquée à la nomination de l'évêque de Paris dans tous les *Pouillés* [1] du diocèse, à commencer par celui du XIIIe siècle, et c'est lui qui y nomme en effet. Le Pouillé du XVe siècle lui donne soixante-dix livres de revenu ; ce qui était beaucoup alors, relativement aux autres cures. Le plus ancien curé qui soit fourni par les titres que j'ai vus, est : *Balduinus Presbyter Argentolii*, témoin, en 1186, dans une charte de l'évêque de Paris, Maurice de Sully. Dans le siècle suivant, cette paroisse eut quelque temps pour curé

---

[1] *Pouillé*, dénombrement, état de srevenus d'un diocèse.

2.

Jacques de Vitry, qui passe pour en avoir été originaire, et qui devint par la suite cardinal-évêque en Italie, auteur assez célèbre, principalement par son *Histoire des Croisades*. Il mourut en 1244.

André Hoïus, professeur à Douai, a fait autrefois son éloge en vers hexamètres, où on lit :

> *Natales Argentolei puer editus auras,*
> *Sequana quam liquidis argenteus alluit undis* [1].

Mais d'autres croient qu'il était natif de Vitry-sur-Seine, au-dessus de Paris.

Sur la fin du xv⁰ siècle, cette cure fut possédée par Nicolas d'Argouges, puis par Artur de Vaudetar, official de Paris, qui la résigna en 1483 à Martin Ruzé, conseiller du roi, après la démission duquel, en 1484, elle fut conférée à Jean Guy, doyen d'Orléans, le 6 août. Il ne faut point douter qu'elle n'ait été souvent gouvernée par d'illustres curés. Je voudrais pouvoir me dispenser de parler de Jérôme Pillegrain, qui fut accusé et convaincu de faux en son ministère, dans l'année 1597, et qui fut chassé. M. Thiers, en son *Traité des superstitions*, fait mention de M. de Rex, curé de ce lieu, pour y avoir aboli l'usage de dire sur le corps des femmes qui étaient mortes en couches

---

[1] Traduction des deux vers de Hoïus, parlant du cardinal de Vitry : Il vit le jour à Argenteuil, ville que baigne la Seine de ses flots argentés et limpides.

les prières des relevailles avant que de les enterrer. Ce
fut en 1690, le 11 avril, du temps du même curé, que
le Parlement donna un arrêt pour régler la manière
d'élire les marguilliers. Ce fait me rappelle qu'en 1402
l'évêque de Paris et le prieur du lieu y avaient assisté,
l'évêque présidant aussi bien qu'à l'audition des
comptes. Il y avait eu, quatre ans auparavant, un arrêt rendu le 10 mars au sujet de la reddition de ces
comptes.

On montre dans cette église un ornement de ve-
lours, couleur de pourpre, que l'on dit avoir été donné
par le roi Louis XIII, à la prière de M. Blondis, curé
natif du lieu, chez lequel ce prince venait souvent se
reposer au retour de la chasse.

En 1612, on avait érigé en la même église une confrérie de la Trinité, de Sainte-Geneviève et Saint-
Adrien ; l'évêque de Paris l'approuva le 20 janvier, et
accorda des indulgences à ceux qui visiteraient la
chapelle de Saint-Michel-du-Charnier ou cimetière.

Les Pouillés depuis celui du xvᵉ siècle font mention
de deux chapelles situées dans cette église, dont la nomination appartient à l'évêque ; savoir, une de Notre-
Dame, et une autre du titre de Saint-Thomas de Can-
torbéry. J'ai vu des collations de cette dernière du
5 janvier 1486 et 12 août 1516. Il y en a une troisième du titre de Saint-Pierre, qui est à la nomination
du prieur, la même peut-être dont j'ai parlé ci-dessus.

Il existait aussi autrefois sur le territoire d'Argenteuil une chapelle que l'on appelait Saint-Jean-des-Lombards, *Sancti Joannis Lombardorum.* On en trouve un acte de permutation du 6 mai 1491. Cette chapelle a subsisté tant que les religieuses bernardines, et après elles, les Ursulines ont occupé la maison dite le *Fief des Lombards;* mais elle ne subsiste plus depuis que les religieuses se sont retirées en d'autres endroits du bourg, parce qu'elles se trouvaient trop resserrées dans cette maison.

Je remets à parler des quatre nouvelles communautés qu'on a vues à Argenteuil, après que j'aurai dit ce que l'on sait sur le bourg et sur les habitants.

Argenteuil est regardé par quelques auteurs comme situé à deux lieues seulement de Paris. D'autres écrivains en marquent trois. Le plus sûr est de dire qu'il y a deux lieues et demie, en passant même par le plus court chemin qui est celui du bac d'Asnières. On est aussi fort peu d'accord sur la quantité des habitants et feux qui y sont de nos jours. Le premier dénombrement de l'élection de Paris y comptait 1,020 feux; ce que le *Dictionnaire universel de la France* évalue à 3,800 habitants ou âmes. Le sieur Piganiol marque tout au long qu'il y a environ 1,800 feux. Le *Dictionnaire de la Martinière* se contente de dire environ 1,000 feux, et le sieur Doisy, en sa description du royaume, n'y en marque que 863. On doit, ce semble, s'en tenir au calcul le plus bas, ou à ceux qui l'excèdent de peu et ne pas s'arrêter à celui du sieur Piganiol. Je ne déciderai pas non plus si Argenteuil est ville ou bourg. Les anciennes inscriptions qui sont dans l'église paroissiale, le qualifient de bourg, les nouvelles lui donnent le titre de ville. Les auteurs modernes sont aussi partagés là-dessus. Amelot de la Houssaye a fait de ce lieu une description qui porterait à lui donner le nom de ville comme a fait Corneille. De la Martinière convient qu'il mérite le titre de ville mieux que quantité d'autres lieux, et ajoute que, cependant, ce n'est qu'un bourg, mais peut-être le plus beau bourg de l'Europe. Il est entouré, ajoutent ces auteurs, de murailles flanquées de tours défendues par un fossé; et cette enceinte a trois quarts de lieue de circuit. Il y a seize portes; huit le long du port, et huit du côté de la campagne. On le trouve figuré en profil dans la topographie de France du sieur Chastillon, gravée vers l'an 1610.

Au reste, quoiqu'il n'y ait aujourd'hui qu'environ 1,000 feux dans Argenteuil, il faut convenir qu'il est bien changé de ce qu'il était sous le roi Jean, puisqu'on n'y en comptait alors que 117.

Le continuateur de Nangis, qui a marqué ce fait à l'an 1363, regardait ce nombre comme considérable; car voulant faire comprendre combien la mortalité qui avait couru durant l'été de cette année, avait enlevé de monde à la campagne, il choisit Argenteuil pour exemple; et il dit qu'au lieu qu'on y avait vu 117 feux, on n'en compta plus après la mortalité de l'an 1363 que 40 ou 50. Quatre ans auparavant. Charles, régent de France, appréhendant que les Anglais ne se logeassent en divers forts de ces quartiers-là, ordonna par lettres du mois de juillet 1359 à Regnaud de Gouillons, capitaine de Paris, de faire détruire, entre autres, le fort du Prieuré d'Argenteuil.

Ce lieu eut aussi fort à souffrir en 1411, lors de la guerre des Armagnacs et des Bourguignons. Comme il n'était pas fermé de murs, les troupes y entrèrent à discrétion : c'était dans le temps que le parti d'Orléans [1] avait formé le blocus de Paris, vers la Toussaint : la fureur de ce parti et de ses adjoints était telle que, passant par Argenteuil, ils y pillèrent la châsse, foulèrent les reliques aux pieds, et que, sortant du prieuré, ils se repentaient de n'y avoir pas tout mis en cendres, et de s'être contentés d'avoir mis le feu à la tour du clocher où les paysans s'étaient retirés. La paroisse subit le même sort, les vases sacrés furent enlevés, les fonts baptismaux brisés, de manière qu'il fallut porter à Saint-Denis un enfant pour le baptiser. Depuis ce temps le nombre des feux diminua; en sorte que l'an 1470 on n'y comptait plus que 100 feux.

[1] Ou d'Armagnac.

Afin d'éviter dans la suite ces anciens malheurs, les habitants obtinrent de François Ier au mois de novembre 1544 des lettres qui leur permettaient de clore le bourg de murailles, le fortifier de tours, portes et fossés, ensemble de se munir de poudres et bâtons à feu. On a vu dans l'épitaphe de David Chambellan, ci-dessus rapportée, que ce fut par ses soins que les fondements en furent jetés tout aussitôt. Ces fortifications n'empêchèrent pas les Huguenots de se rendre maîtres de ce bourg vingt ans après. Tout ce que j'en ai lu dans le journal de M. Brulart, c'est qu'ils le prirent le 12 octobre 1565 et qu'ils mirent le feu à l'église du prieuré. Mais cet auteur pourrait bien avoir été trompé pour l'année, parce que la Popelinière rapporte la prise d'Argenteuil au mois d'octobre 1567. « Il dit que le capitaine Boury mena alors son régi-
» ment de fantassins à la prise de ce lieu, qu'il qua-
» lifie de petite villette, fermée de légères murailles,
» mal pourvue de défenses, sans fossés, sans remparts
» que la Seine qu'on passe au bac, gardée de quelques
» soldats qui se servaient des habitants . »

Boury résolut de la prendre par ruse au changement de garde à la pointe du jour. Sur ce, il fut convenu qu'on en approcherait par les vignes et par les masures voisines. Les uns tâchèrent de monter avec leurs piques et hallebardes aux plus faibles endroits des murailles, les autres s'efforcèrent de rompre les

portes, et quelques-uns percèrent les murs, enfin Rou-
vray suivi de quelques-uns des siens y entra aux dépens d'un coup de hallebarde qu'il y reçut. Il paraît
d'après le délai qu'apporta Jacques Fouin, prieur commendataire, à faire dresser un état des dégâts causés
par les calvinistes, qu'ils en furent les maîtres pendant plusieurs années. L'épitaphe de Macé Girardin
rapportée ci-dessus fortifie cette pensée[1].

Mais le parti catholique reprit depuis ce bourg.
On lit que le roi Henri IV vint à Argenteuil, sur l'avis
de Pierre de Gondi évêque de Paris, dans le temps
qu'il songea à obtenir de Rome sa réconciliation.

Je réunirai ici en peu de mots, ce que j'ai trouvé
sur le temporel et la justice de ce lieu dont le prieur
est seigneur. L'abbé de Saint-Denis y avait en 1110
un avoué (advocatum) appelé Richard, qui fit régler
par le roi Louis le Gros, la même année, le différend
qu'il avait avec l'abbé. Cette avouerie fait voir qu'avant
Suger l'abbaye avait eu des droits en ce lieu qu'elle
pouvait avoir aliénés. Je soupçonne que ce Richard est
le même que Richard de Banterlu que l'on ne fait
vivre que cent ans après, auquel temps on dit qu'il
vendit cette avouerie d'Argenteuil et tout ce qu'il y

[1] Note de l'abbé Lebeuf. L'ouvrage de l'antiquité des villes,
qu'on attribue à Duchêne, dit, en parlant d'Argenteuil, que
dans les derniers troubles, « La robe de Notre Seigneur étant
» en ce lieu fut la fable et le jouet de l'impiété. »

possédait à Guillaume de Garlande. On trouve dans les registres du Parlement que le prévôt de Paris, ayant réclamé un faux-monnayeur, que le prieur d'Argenteuil avait fait arrêter, le prieur fut maintenu, et l'empêchement du prévôt levé. On y lit aussi les poursuites que Guillaume du Bois fit en 1378 contre l'abbaye de Saint-Denis, pour lui avoir ôté le Tabellionage d'Argenteuil qu'il avait à vie. Item, le 24 mars 1563, on enregistra au Parlement les lettres obtenues le 19 février par François de Rabodanges, prieur, par lesquelles il était déclaré qu'il n'y aura à Argenteuil qu'un bailly qui connaîtra de toutes les causes ressortissantes au Parlement; et que les prévôts, présidents et conseillers, tenant les Grands-Jours à Argenteuil, et établis par le prieur, demeureront éteints. Derechef il y eut en 1593 des lettres du roi qui supprimaient en ce bourg un degré de juridiction. Les appels du bailliage de ce lieu vont droit au Parlement.

On ne voit point qu'il y ait eu de léproserie à Argenteuil, parce que celle de Franconville lui en servait, et à tout le voisinage. Mais il y avait sûrement au XIVe siècle une Maison-Dieu :

Le livre du visiteur des léproseries de l'an 1351 en fait mention. On la trouve aussi nommée dans l'acte d'une donation qui lui fut faite en 1475, par un habitant de ce lieu, et que l'évêque approuva.

Les biens des maladreries de Franconville, Cormeilles et de Saint-Leu-Taverny y furent réunis par lettres patentes de l'an 1697. En conséquence M. l'archevêque de Paris donna, l'an 1703, la permission aux curés de ces paroisses d'y célébrer, et le corps de ces communautés en général a droit de placer un malade. La maladrerie de Franconville, en particulier, jouissait encore dans l'avant-dernier siècle d'une petite dîme de blé et de vin à Argenteuil qui fut affermée 23 livres en 1535.

Les Bénédictins du prieuré furent pendant longtemps les seuls religieux habitant dans Argenteuil. Les premiers qu'on vit s'y établir depuis eux furent les frères de la Charité Notre-Dame, espèce d'hospitaliers qui commencèrent en France, dans la Champagne, sur la fin du xiiie siècle, et qu'on appela les *Billettes* à Paris. Ils y furent reçus au gouvernement d'un hôpital pour les pèlerins et pauvres passants. Comme cet ordre était sur son déclin, il y a cent ans, ces Billettes d'Argenteuil, avec le consentement du prieur d'Argenteuil et des habitants, cédèrent cet hôpital, l'an 1629, aux Augustins déchaussés qui l'administrèrent jusqu'en 1672, que, le roi ayant uni les biens de tous les ordres hospitaliers de son royaume à l'ordre de Notre-Dame de Mont-Carmel et de Saint-Lazare, ils en firent cession à cet ordre.

Les Augustins déchaussés ne quittèrent point pour cela Argenteuil. Claude Viole, seigneur du Chemin et

maître des comptes à Paris, conjointement avec Marie
Poussepin, son épouse, leur fit bâtir une autre église
et un couvent. La première pierre de l'église fut posée
au nom de Jean-François de Gondi, archevêque de
Paris, par Dominique Séguier, évêque d'Auxerre, le
6 juin 1632, et la nouvelle église fut consacrée le
5 août 1657 par François Faure, évêque d'Amiens.
Neuf ans après Olivier Blondis, curé de ce lieu, obtint
un règlement de l'archevêque sur l'heure de leurs ser-
mons. Leur couvent est placé à l'extrémité de la ville
le long des murs, du côté du nord. Un ruisseau d'eau
vive, dont la source est un peu au delà des murs et du
fossé, traverse le jardin, et y forme un petit étang dont
l'eau fait aller ensuite un moulin qui est dans la ville.

L'ordre de Cîteaux a aussi eu dans le siècle dernier
un couvent de filles à Argenteuil. Denis Desnault, natif d'Argenteuil même, aumônier de la reine, mère de
Louis XIV, curé de Colombes, était seigneur du fief
de Robiolles, dit les *Lombards*, dans le cœur de la ville
d'Argenteuil. Il eut la dévotion d'y fonder, du produit
de ses bénéfices, un couvent de filles de l'ordre de Cîteaux, sous la direction de Catherine Leroy, abbesse
de la Virginité, diocèse du Mans. L'archevêque de Paris
lui permit, le 13 février 1635, d'établir ce couvent sur
son fief, qu'il céda à cet effet avec d'autres biens, se
retenant le droit de présenter trois religieuses qui seraient reçues gratis de son vivant, et, après sa mort,

une par l'archevêque, et deux par le plus ancien des
parents du fondateur, lequel les prendrait natives
d'Argenteuil, les parentes toujours préférées. Dès le
29 juin suivant, l'église était achevée, et elle fut bénite
par l'archevêque. On appela depuis ces dames du
nom de *Bernardines*, suivant l'usage de France. Mais
ce prieuré, qu'on disait fort nombreux en religieuses,
s'est ressenti de la circonstance des derniers temps,
et ayant été réuni à la communauté de Pentemont, située dans Paris, par un décret de M. l'archevêque, et
en vertu de lettres patentes, on a vu affiché en cette
ville en 1747, au mois de novembre, que le terrain où
était cette communauté, consistant en six arpents
d'étendue, était à vendre, soit pour loger une autre
communauté, soit pour tout autre emploi.

Les Ursulines qui sont à Argenteuil, ont commencé
par une petite colonie de quatre religieuses qui y vinrent du couvent de Saint-Denis, le 26 juillet 1646, s'il
en faut croire Sauval. Mais je trouve que la permission de s'y établir ne fut donnée par l'archevêque de
Paris que le 17 juillet 1647. Un mémoire imprimé en
ces temps-là marque que la supérieure, traitant avec
Olivier Blondis, curé du lieu, s'engagea à faire offrir
à la messe paroissiale, chaque année, le jour de Saint-
Denis, un cierge d'une livre auquel serait attaché un
écu d'or. Ces religieuses, se trouvant trop à l'étroit en
ce lieu qu'elles avaient acquis des Bernardines, obtin-

rent une nouvelle permission du prélat, du 15 janvier 1658, pour se transplanter dans l'endroit de la ville où elles sont aujourd'hui. Elles y ont fait bâtir une église du titre de Sainte-Anne, que l'abbé Chastelain en 1672 trouva très-belle quoique petite. Le portail était selon lui d'architecture grecque. On lit dans un dictionnaire que cette communauté est composée de cent religieuses, et d'un nombre presque pareil de pensionnaires; que l'enclos en est spacieux, et que la maison est aussi bien bâtie que l'église.

Les vignes forment presque tout le revenu des habitants d'Argenteuil. Aussi la dîme de vin était-elle d'un produit considérable à l'abbaye de Saint-Denis. Un nommé Ferry le Verd lui restitua vers le commencement du XIIIe siècle ce qu'il en avait usurpé, dont le pape Innocent III donna une bulle de confirmation l'an 1217. On ignore de quel endroit était venu à l'église de Saint-Martin-des-Champs la portion qu'elle avait en cette dîme de vin : ou sait seulement qu'elle en fit l'échange avec celle de Saint-Denis pour une quantité fixe de vin en 1193. Le payement de cette dîme de vin par les habitants d'Argenteuil au monastère de Saint-Denis, après avoir été sujet à quelques variations, il fut enfin prononcé par arrêt du grand Conseil le 14 septembre 1673 qu'ils continueraient à payer cette dîme à l'abbé de Saint-Denis, à raison de 2 sous 6 deniers par chaque arpent. Le vignoble est grand, et le vin en est estimé. On a soutenu une fois, dans une thèse publique des écoles de médecine de Paris, que les vins d'Argenteuil devraient avoir la préférence sur ceux de Bourgogne et de Champagne. Un comte de Boulogne, nommé Regnaud, y avait des vignes en 1200. Philippe-Auguste, étant devenu possesseur de ces vignes, en fit présent l'an 1215 à Guérin, évêque de Senlis, son chancelier, et à ses successeurs, ajoutant dans sa charte : *Et hoc fecimus, in augmentum regalium nostrorum de Silvanectis.* Les Chartreux de Paris regardèrent comme un legs considérable celui que Jean Boileau, vicaire de l'église de Paris, leur fit d'une vigne située à Argenteuil, sous le règne de Philippe le Bel. Etant décédé le 26 juillet 1304, ils l'inhumèrent dans leur grand cloître.

Les habitants d'Argenteuil regardèrent en 1562 comme un fléau de Dieu les divers insectes qui gâtaient leurs vignes dans le printemps : l'évêque de Paris ordonna qu'ils feraient des prières publiques pour la diminution de ces insectes et où ils seraient nommés, et qu'on y joindrait des exorcismes sans sortir de l'église. L'ordonnance les appelle *Besianos seu Diablotinos, Luysetas, Becardos*. On lit dans le *Dictionnaire des Arrêts*, au mot *Novales*, page 625, que dans le siècle dernier les habitants d'Argenteuil ont été maintenus dans la possession de ne payer pour la dîme que **2** sous 6 deniers par arpent.

On recueille aussi quelques grains sur ce territoire, et des petits fruits de primeur qui ont un très-bon goût. Dans les environs d'Argenteuil il y a quantité de carrières de plâtre, dont on fait commerce; on en enlève beaucoup en pierres dans de grands bateaux pour la Normandie et l'Angleterre.

Les religieux de Saint-Denis et d'Argenteuil ont donné quelques biens de leurs seigneuries à fief et hommage. C'est pour cela que l'on trouve que, vers l'an 1200, Gautier de Saint-Denis reconnut tenir de l'abbé Henri une dîme de blé à Argenteuil. C'est peut-être aussi pour la même raison que quelques militaires de ces cantons-là prirent autrefois le surnom d'Argenteuil; comme un Thibaud d'Argenteuil (Armiger), *écuyer* sous Philippe le Hardi, dont le fils, Jean d'Argenteuil, est mentionné à l'an 1288 comme bienfaiteur de l'abbaye du Val. Ne faudrait-il pas aussi compter parmi les descendants de ces anciens chevaliers, surnommés d'Argenteuil, un Thomas d'Argenteuil, prévôt de l'église d'Arras, qui fut tué, le 2 juin 1226, dans sa cathédrale ?

Voici les noms de quelques lieux remarquables situés sur la paroisse d'Argenteuil, tels que les titres les fournissent :

Le fief de *Bonne-Mine*, dont, en 1421, Guillaume Boursier, prieur, reçut l'hommage par un seigneur de Sartrouville.

Le *Clos-l'Abbé*, où Étienne Martin, curé, fut maintenu, par arrêt du Parlement du 25 mai 1425, de recevoir du blé et du vin. Il était de dix arpents, suivant l'acte d'abandon que l'abbé de Saint-Denis en fit au sieur Pillegrain, curé, le 24 février 1597.

Le *Marais* est une dépendance du prieuré ; ce lieu est marécageux et entouré de fossés pleins d'eau, au lieu de murailles, avec une chapelle de Sainte-Magdeleine. Le 2 octobre 1448, l'abbaye de Saint-Denis fit bail à Simon de Neuville et ses hoirs de l'hôtel du Marais et de plusieurs terres et vignes, à condition que les vignes payeraient pour droit de tensement huit pintes de vin par arpent. M. de Valois a conjecturé que ce lieu dit le Marais, situé entre Argenteuil et Besons, sur le bord de la Seine, pouvait être le Limoriacum où a été battue une monnaie de nos rois de la première race. Mais il n'y a pas d'apparence : on voit, par ce que je viens de dire, d'où lui vient ce nom. Henri Razé, chevalier, s'en disait seigneur en 1651.

Chalucé ou *Chalucet* est une maison située sur la même paroisse, qui, en 1659, appartenait à Étienne Pelet, élu de Paris, et en 1698 au sieur Leroy, gentilhomme, servant chez le roi. J'en fais la remarque à cause du nom propre.

Robiolles, fief ci-devant possédé par M. Proult, lieutenant particulier au Châtelet de Paris.

Le mont *Trouillet*, situé au nord, est de la paroisse

d'Argenteuil, d'un côté, et de celle de Sannois, de l'autre.

Le château de *May*, dont on voit les ruines qui consistent en deux ou trois pans de murailles épaisses de trois à quatre pieds, et les terres qui en dépendent sont aussi de la paroisse d'Argenteuil et appartiennent au grand prieur de France. Ces ruines sont entourées de vignes et l'on en a même planté dessus.

Je ne parle pas du fief de *Montubois*, que les mémoires sur le prieuré d'Argenteuil de 1719 disent être assis à Argenteuil même et que les religieux inféodèrent à un gentilhomme des mains duquel les Célestins de Paris l'eurent. Le possesseur, en 1494, était tenu de porter aux processions solennelles la verge du prieur. Il y a au-dessus de Taverny un autre Montubois dont il sera parlé en son lieu.

(*Extrait de l'Histoire du Diocèse de Paris*, par M. l'abbé Lebeuf, t. IV, ARGENTEUIL).

Voici maintenant ce que M. de la Martinière dit d'Argenteuil dans son Dictionnaire [1].

Argenteuil, bourg de France, sur la Seine, à deux lieues de Paris et à cinq de Pontoise, entre la ville de Saint-Denis et celle de Saint-Germain, son nom latin est : *Argentolium*. M. Corneille le nomme ville, et il mérite ce titre beaucoup mieux que quantité de lieux qui en sont honorés; cependant, ce n'est qu'un bourg et peut-être le plus beau bourg de l'Europe. Il est entouré de murailles flanquées de tours et défendues par un fossé, et cette enceinte a trois quarts de lieue de circuit. Il y a seize portes : huit le long du port et huit du côté de la campagne, une vingtaine de rues et environ mille feux. Ce bourg renferme une paroisse et quatre monastères, savoir : le prieuré des Bénédictins de la Congrégation de Saint-Maur, dépendant de l'ab-

[1] Tome Ier, page 365 et suiv. Ouvrage cité par M. l'abbé Lebeuf.

baye de Saint-Denis, des Augustins déchaussés, des
Bernardines et des Ursulines. Les Bénédictins, qui en
sont les curés primitifs, en sont aussi les seigneurs.
Leur église est une grande fabrique, mais depuis
quelques années le gros clocher, étant tombé sur la
voûte du chœur, l'a entièrement écrasé et détruit.
Ainsi le chœur étant ruiné, on l'a séparé du reste de
l'église par une muraille contre laquelle on a adossé
le grand autel. On y montre une relique que l'on dit
être la robe de Notre-Seigneur, sans couture, d'une
couleur tirant sur le roux, et que l'on assure avoir été
trouvée dans cette église l'an 1156. Elle est enfermée
dans une châsse de vermeil doré, et on la porte en
procession trois ou quatre fois l'année. Le couvent des
Augustins déchaussés est orné de menuiserie d'un bon
goût. Un ruisseau d'eau vive, dont on voit la source
un peu au delà du fossé de la ville, traverse leur jardin
et y forme un petit étang poissonneux qui sert de ré-
servoir pour faire aller un moulin à blé qui est dans la
ville, et le ruisseau, avant que d'entrer dans la Seine,
sert encore aux habitants pour d'autres usages. La
communauté des Bernardines est considérable et fort
nombreuse. Celle des Ursulines est composée de
cent religieuses et d'un nombre presque pareil de pensionnaires. C'est un enclos spacieux, leur maison est
neuve et aussi bien bâtie que leur église.

La vente du vin fait presque tout le commerce d'Argenteuil, où il y a une haute justice. Le vignoble est grand, et le vin en est estimé.

On y recueille aussi quelques grains, des légumes, des cerises, des figues et de petits fruits de primeur qui ont un très-bon débit, aussi bien que les lentilles de ce territoire.

Argenteuil est dans un terrain assez uni, l'air en est fort subtil, et du haut de ses maisons on découvre la ville de Paris et plusieurs villages où sont de beaux édifices ; Colombes, Clichy et Cormeilles sont de ce nombre. Dans les environs d'Argenteuil il y a quantité de carrières de plâtre dont on fait commerce. On en enlève beaucoup dans de grands bateaux pour la Normandie.

(CORNEILLE (Dictionnaire), *Mémoires dressés sur les lieux en* 1703 [1].)

---

[1] M. Piganiol de la Force a fait aussi un ouvrage sur les antiquités et l'état présent de la ville de Paris et de ses environs. Argenteuil y est compris et désigné avec toutes ses circonstances et dépendances à peu près comme il l'est ci-dessus par M. de la Martinière ; il devient donc inutile d'en rien transcrire ici.

NOTICE

SUR LA

VILLE D'ARGENTEUIL

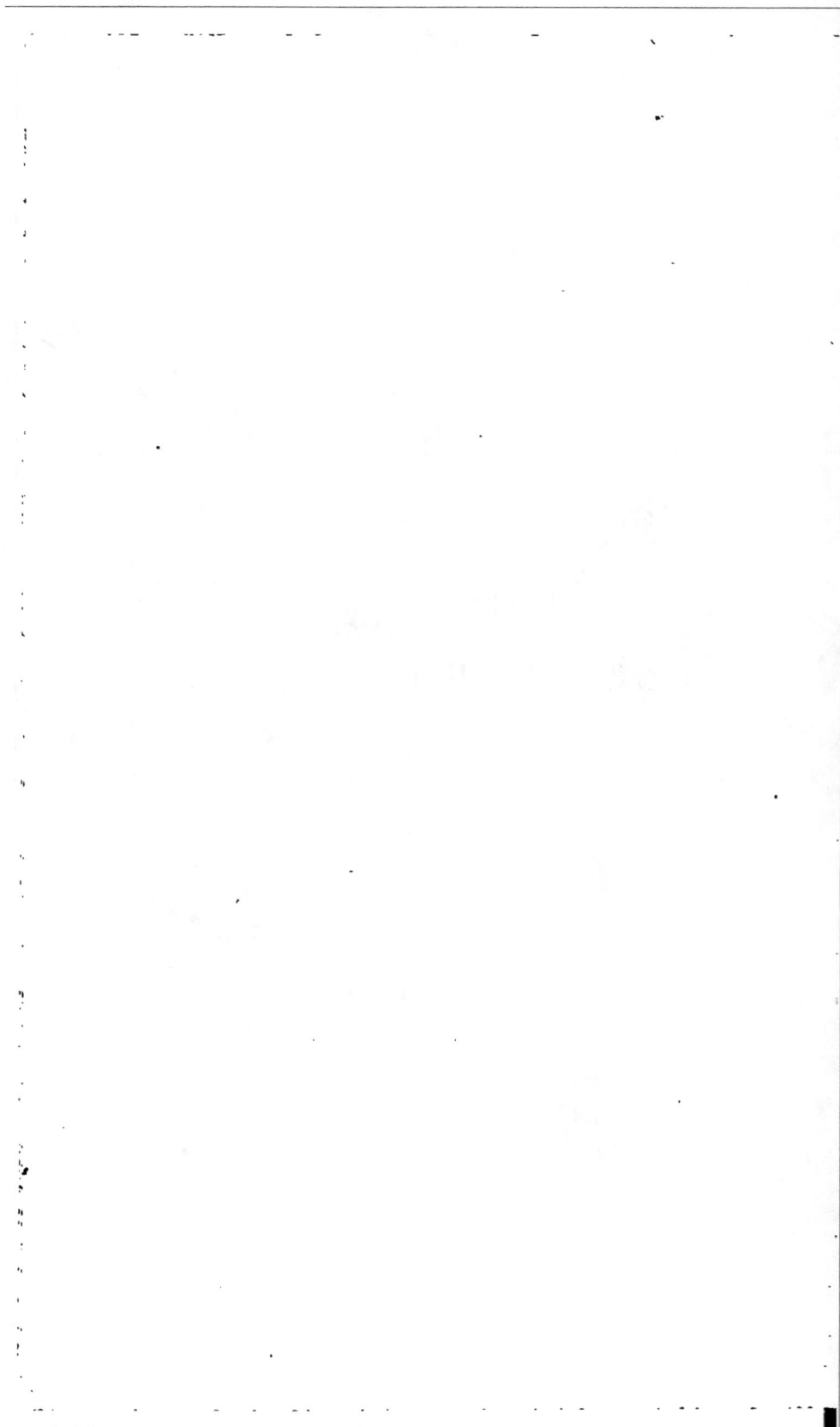

NOTICE

VILLE D'ARGENTEUIL

———————◦◉◦———————

L'ouvrage de M. l'abbé Lebeuf ayant été imprimé en
1755, et la description d'Argenteuil étant au commencement du quatrième volume, il y avait lieu de croire
que cette notice sur Argenteuil avait été écrite vers
l'année 1750, mais j'ai reconnu que c'était en 1746.
Quoi qu'il en soit, il s'est fait bien des changements
depuis cette époque. En effet, indépendamment de la
marche ordinaire du temps, la révolution de 1789 en a
opéré partout de bien grands, notamment dans notre
commune, surtout relativement aux communautés
religieuses qu'elle a supprimées.

Comme M. l'abbé Lebeuf commence par le couvent

des Bénédictins [1], je vous dirai d'abord ce qu'est devenu ce monastère, ainsi que ce qui concerne les trois autres dont il est parlé dans son histoire d'Argenteuil, que je suivrai.

Le couvent des Bénédictins fut, selon M. l'abbé Lebeuf, fondé vers l'an 665. Sauf les événements de dégradation et de reconstruction, cette maison a duré jusqu'à 1789. Tout l'établissement a été vendu en 1791, et partagé entre quatre premiers acquéreurs, puis divisé et subdivisé.

L'enclos était fort grand et comprenait depuis le milieu de la rue Notre-Dame, à gauche en suivant toujours, jusques et y compris la rue des Boucheries, et en retour le quai de Seine jusqu'au jardin de la première maison à la gauche de celui qui entrerait dans la rue de l'Hôtel-Dieu. J'ai vu démolir l'église. Les murs en étaient très-épais et parfaitement cimentés. Une portion du cloître existe encore, et la maison dite *la Seigneurie*, près de la rue de l'Hôtel-Dieu, a été occupée pendant dix-sept ans par l'abbé Claude Fleury, qui fut nommé prieur en remplacement du cardinal de Coislin [2]. Installé dans ce bénéfice le 28 juillet 1706,

---

[1] Voir page 7.

[2] Cette maison a été en partie démolie. La portion qui faisait face au levant a disparu. Le reste a été converti par son propriétaire actuel, M. Bard, en une maison bourgeoise qui, par suite du nouvel alignement du quai, se trouve au milieu d'un assez vaste jardin.

et décédé à Paris le 13 juillet 1723, l'abbé Fleury a été remplacé le 9 janvier 1724 par M. Raguet. C'est dans cette maison que l'abbé Fleury a composé son *Histoire ecclésiastique*.

Les Bénédictins possédaient sur notre territoire environ six hectares de terres et vignes [1] qui ont été vendus en 1791, entre autres trois hectares trente centiares de vignes, lieu dit *le Clos;* un hectare trente-trois centiares, lieu dit *Morinval;* deux hectares lieu dit *Perrouset,* tenant à la rue Verte, au chemin de halage et au petit sentier; environ trois hectares, lieux dits les *Indes* et les *Courlis,* et un hectare, lieu dit *Lanoue,* à droite et à gauche de la route de Besons, en face le ponceau.

A cette époque (1791), la commune a acheté des adjudicataires de tous les bâtiments l'ancienne geôle où existait une salle d'audience qui avait huit mètres de long sur six mètres soixante-six centimètres de large, avec deux petites chambres à côté. Le tout a servi de mairie pendant environ trente ans. Cependant cet édifice, menaçant ruine, a été abandonné et vendu en l'année 1840, avec réserve d'une portion de jardin concédée pour rélargir la rue des Boucheries et agrandir la place du Marché. L'acquéreur ayant fait reprendre

---

[1] Voir aux archives du département les titres provenant des religieux bénédictins, liasse n° 8, f° 3.

les murs, le bâtiment, maintenant divisé en logements d'habitation, devra exister encore longtemps.

Sous les prisons, qui étaient au rez-de-chaussée, on a trouvé de très-belles caves qui avaient été en partie comblées, ce qui a fait voir que les Bénédictins ont toujours récolté du vin. Avant la révolution de 1789, ils faisaient valoir trois à quatre hectares de vigne.

Quant à la relique de la *Sainte Robe* dont parle l'abbé Lebeuf, ce n'était que le jour de l'Ascension et le lundi de la Pentecôte qu'on la portait procession-nellement, comme cela se pratique encore aujourd'hui. Je ne sais en quel bois était l'ancienne châsse [1], mais elle était tellement dégradée qu'il fallut en faire faire

---

[1] Cette ancienne châsse ne datait d'ailleurs que de l'année 1800. Elle avait remplacé la riche et magnifique châsse donnée en 1680 par Marie de Lorraine, duchesse de Guise, et spoliée pendant la période révolutionnaire. — On se demande peut-être comment la Sainte Robe a pu être préservée à l'époque de la Révolution. Le voici : lorsque l'église des Bénédictins fut fermée, on en transporta toutes les reliques à la paroisse, et pendant le terrorisme de 1793 et la fermeture des églises, ces reliques ont été cachées sur les voûtes de l'église même, et soustraites ainsi au vandalisme d'alors. En même temps que la châsse en fer doré de l'an 1804, dont il vient d'être parlé, il y eut un coffre de bois peint en rouge dans lequel on plaça la Sainte Robe et qu'on renferma dans la châsse de fer. Ce furent ce coffre et cette châsse que M. l'abbé Cottret trouva lors de l'enquête dont il est question à la page suivante, et qui

une autre en 1804. Cette nouvelle châsse était tout en fer doré.

André Favin [1], qui s'est appliqué avec beaucoup de zèle à l'étude des antiquités de la monarchie française, rapporte que ce fut dans le monastère d'Argenteuil que Charlemagne mit la robe sans couture de Notre-Seigneur, faite par la Vierge, sa mère, ayant reçu cette robe avec plusieurs autres reliques de l'impératrice Irène.

On voit, dans l'ouvrage de l'abbé Lebeuf, que la Sainte Robe avait disparu lors des invasions et des ravages des Normands au IXe siècle, et qu'elle fut retrouvée miraculeusement (par suite d'une révélation) dans l'église du Prieuré l'an 1156 [2].

Cette même année (1156), une charte émanée de Hugues, archevêque de Rouen, fait connaître que ce prélat s'étant transporté à Argenteuil avec dix autres archevêques et évêques, l'abbé de Saint-Denis et beaucoup d'autres abbés et dignitaires, ecclésiastiques et séculiers, en présence du roi Louis VII et d'un immense concours de peuple, il découvrit avec une grande solennité la robe de Notre-Seigneur, qui se conservait

par erreur sont désignés dans le procès-verbal de cet ecclésiastique comme plus anciens qu'ils ne sont, erreur d'ailleurs sans importance.

[1] Il écrivait au commencement du XVIIe siècle.

[2] Voir page 18.

dans le monastère d'Argenteuil, et qui y était honorée depuis les temps les plus reculés. En outre, afin de perpétuer à jamais le souvenir de cette cérémonie, il accorda de grandes indulgences à tous ceux qui viendraient honorer la sainte relique et faire leurs dévotions dans l'église où elle est exposée.

La Sainte Robe ou tunique était sans couture, tissue de laine de couleur *brun roussâtre* [1] et de forme allongée. D'après ce qu'on sait des coutumes des Hébreux, et ce que nous apprend l'Évangile, Notre-Seigneur Jésus-Christ avait pour vêtements un manteau, une robe, et une tunique, laquelle est l'objet de la vénération des fidèles à Argenteuil. Plusieurs de nos rois, de nos reines, des princes et princesses de leur famille, et nombre de célébrités dont le témoignage est du plus grand poids, ont accompli successivement le pèlerinage d'Argenteuil pour y vénérer la Sainte Robe. Le cardinal de Richelieu, le cardinal de Bérulle, le cardinal de Fleury sont de ce nombre, sans compter beaucoup d'autres très-illustres personnages qui, à des époques différentes, sont venus lui payer un tribut d'hommages et de vénération.

Ce tribut d'hommages fut interrompu lors de la

---

[1] J'ai pu constater à cet égard l'exactitude de l'abbé Lebeuf, ayant vu un morceau de cette robe, de huit à dix centimètres carrés, qui était bien comme le dit cet historien.

terrible époque appelée si justement le *Règne de la Terreur*, mais le calme n'eut pas plutôt succédé à la tempête qu'on vit reparaître dans le lieu saint la robe du Sauveur.

Les habitants d'Argenteuil, comprenant qu'il était nécessaire d'en référer à l'autorité ecclésiastique pour rendre à la sainte relique son caractère d'authenticité, s'adressèrent, par l'intermédiaire de M. Robin, prêtre, leur fondé de pouvoirs, à S. E. Mgr le cardinal Caprara, alors légat à latere en France (27 avril 1804).

Deux jours après, S. E. le cardinal légat écrivit à Mgr l'évêque de Versailles, en lui renvoyant la requête des habitants d'Argenteuil, pour qu'il eût à en connaître et statuer à titre d'évêque *diocésain*.

Enfin, le 18 mai suivant, Mgr Charrier de la Roche, évêque de Versailles[1], vu le procès-verbal qu'avait dressé, la veille, M. l'abbé Cottret[2], nommé par lui commissaire aux fins de constater l'identité de la robe

[1] Jean Marie, natif d'Argenteuil, alors curé de la paroisse de Sannois, et depuis évêque de Beauvais.

[2] Voir la note page 54. — Cette châsse en fer de 1804 fut elle-même remplacée en 1844 par une nouvelle châsse en bronze doré, sortie des ateliers de M. Cahier, orfèvre à Paris, exécutée d'après les dessins du R. P. Martin, de la société de Jésus, et admise à l'exposition de 1840. — La translation solennelle de la Sainte Tunique dans cette nouvelle châsse se fit le 12 août 1844. La châsse est due pour la grande partie (plusieurs autres

de Notre-Seigneur, transférée dans l'église paroissiale d'Argenteuil, suivant l'acte de translation, daté du 31 mai 1791, permit que ce vêtement, religieusement conservé, continuât d'être exposé à la vénération publique, suivant l'usage et les permissions accordées en 1156, par Hugues, archevêque de Rouen : « At-
» tendu, dit-il, qu'il est clairement prouvé, par la
» déposition unanime des maire, adjoints et dix autres
» témoins, tous anciens marguilliers et principaux
» habitants d'Argenteuil, que cette robe, la châsse en
» fer doré et le coffre de bois sont les mêmes que ceux
» qui étaient dans l'église du prieuré de Notre-Dame
» des Bénédictins, d'Argenteuil. »

La *lettre* de M. l'abbé Robin à S. E. le cardinal légat, *celle* du cardinal à Mgr l'évêque de Versailles, et la *décision* dudit évêque, Mgr Charrier de la Roche, écrites sur parchemin, restent exposées aux regards des fidèles, à la gauche de la chapelle de la Sainte-Robe. Au pilier de droite est placé le bref, qui déclare *privilégié* l'autel de cette chapelle.

On doit au zèle et à la piété de M. Millet, curé actuel

---

fidèles ayant aussi concouru à cette bonne œuvre) à la pieuse libéralité de feu Mme la baronne de Montvert, à laquelle l'église d'Argenteuil doit beaucoup d'autres embellissements. Au reste, voir sur la relique que possède l'église d'Argenteuil l'ouvrage publié sur ce sujet par M. L.-F. Guérin, et dans lequel se trouvent mentionnés quelques-uns des faits rapportés ci-dessus.

d'Argenteuil, le développement qu'a pris le culte de la
Sainte Robe, ce qu'on ne peut s'empêcher de remarquer, ainsi que l'empressement des nombreux pèlerins
que la pompe de nos solennités attirent à Argenteuil,
non seulement pendant la neuvaine, de l'Ascension au
lundi de la Pentecôte, mais encore durant toute
l'année.

L'abbé Lebeuf parle des chapelles existantes [1] ou
qui auraient existé dans l'enclos de la commune
d'Argenteuil, dont une, en 1502, s'appelait la chapelle
Saint-Maurice, et qui était près de la rivière. Je ne
sais pas précisément où a pu être située cette chapelle ;
cependant je suis porté à croire que c'était celle du
fief du Chalucet, quai de Seine, un peu avant l'hospice,
où il y en a encore une sur le quai, entre la cour
d'honneur de la maison bourgeoise et celle du logement du jardinier de cette maison.

Pour ce qui est de celle de Saint-Pierre et de celle
de Saint-Jean, j'ai vu la première de ces chapelles en
ruines. Il n'en restait que les murs éboulés jusqu'à la
hauteur de deux à trois mètres, et l'autel qui était en
pierre dure. A la place de cette chapelle a été bâtie
une maison qui fait face à la petite place de l'entrée de
la rue des Saints-Pères ; et, comme le dit l'abbé Lebeuf, en face du portail de l'église des Bénédictins,

[1] Voir page 24.

qui était de l'autre côté sur l'emplacement où sont aujourd'hui la deuxième et la troisième maison à gauche en sortant de la rue Notre-Dame.

Sur la place, au milieu de cette rue de la Chaussée, j'ai vu un puits bien bâti, et que l'on a comblé à l'époque du pavage de ladite rue.

La chapelle Saint-Jean subsiste toujours comme elle est décrite par l'abbé Lebeuf. Cette chapelle sert depuis bien longtemps de cellier à cuves au sieur Henri Boucher, propriétaire de la première maison à droite en entrant dans la rue des Rosiers par celle de la Chaussée. Elle est au fond de la cour dudit sieur Boucher, et a une porte de sortie sur la petite place que l'on nomme toujours place Saint-Jean, et qui est à droite, au bout de la rue Notre-Dame. On voit encore dans ce cellier l'épitaphe du diacre Addalaldus, et un petit bénitier qui est placé à gauche, en entrant par la cour de la maison. Il serait à désirer qu'on pût les conserver l'une et l'autre, comme choses peut-être des plus antiques que nous possédions dans la commune.

Pour ce qui est de la pierre dans laquelle sont taillées des cavités rondes pour servir de règles aux mesures du lieu, je me rappelle avoir vu cette pierre, je crois même qu'elle a été déposée à la mairie, mais je ne sais ce qu'elle est devenue. Quoique ce soit une question assez oiseuse de rechercher l'origine du nom

d'Argenteuil, cependant, comme l'abbé Lebeuf parle
de l'opinion de ceux qui prétendent que ce nom est
composé de *argent* et de *euil* qui, selon eux, veut dire
montagne, syllabes qui, réunies, voudraient dire *Montagne d'argent*; je me rangerais assez à ce sentiment,
non pas parce que notre pays posséderait des mines
d'argent; mais à cause de l'exposition favorable de nos
coteaux, et des plâtres qu'ils renferment, dont la plus
grande partie, dans les temps primitifs, étaient tout à
découvert, à ras du sol et voisins de la rivière qui a dû
toujours en favoriser l'exploitation. Les premières vignes ont dû aussi être plantées sur les coteaux, ce qui
les mettait à l'abri des gelées du printemps, et en faisait un revenu presque assuré; d'où je conclus qu'on
a pu dire avec raison que ce territoire était, pour ses
habitants, une mine, une source d'argent.

Je me souviens d'avoir entendu dire à des habitants
de Gennevilliers, dans le temps que l'on vendait le vin
communément de 80 à 100 francs la pièce de 2 hect.
28 lit., que notre terroir était un sol à *argent*, que le
dessus comme le dessous de la terre produisait de
l'*argent*, et que le nom d'Argenteuil lui avait été bien
appliqué.

L'abbé Lebeuf fait la description de l'église paroissiale [1], et pense qu'elle a été construite en plusieurs

[1] Voir page 26.

4

fois. Pour peu qu'on se connaisse, non pas en architecture, mais seulement en bâtisse ordinaire, on reconnaîtra au premier coup d'œil que l'église, telle qu'elle est maintenant, est le produit de trois adjonctions faites sur une très-petite construction. Ayant été deux fois adjoint et deux fois marguillier, j'ai eu bien souvent l'occasion de visiter en détail cet édifice. J'ai reconnu que le bâtiment primitif se composait de la nef du milieu seulement. On y remarque de l'architecture du xiiie siècle. A cette nef, il en a été d'abord ajouté deux autres assez basses pour que la principale pût tirer du jour au-dessus des toits en appentis de ces nefs d'adjonction, ainsi que le montrent les baies de croisées qui ont été bouchées depuis la surélévation de ces toits en appentis remplacés par des combles.

A juger de la grosseur primitive des piliers du clocher, la flèche ne devait pas être d'un fort poids (voir le plan de la commune levé par Chatillon en l'année 1610). Le clocher était probablement en rapport avec la grandeur de l'église, qui devait l'être également avec les besoins de la population, que l'abbé Lebeuf nous a dit n'être en 1400 que de 1,000 habitants et dont la demeure devait être rapprochée de l'église. Nous voyons d'ailleurs que le même historien nous cite le couvent des Bernardines comme étant au milieu du pays. Cette induction nous prouverait donc que la population s'est beaucoup accrue depuis le xve siècle. Nous dirons plus loin comment cette augmentation a eu lieu.

Indépendamment des nefs dont je viens de parler, on voit que le chœur est une adjonction à laquelle les hommes de l'art ne donnent que trois cents ans environ. Le *cancel* [1] serait plus moderne encore et aurait été construit par la commune aidée des dames de Saint-Cyr, qui étaient décimatrices et propriétaires des produits du fermage du bac d'Argenteuil, ce qui ne peut pas remonter plus loin qu'au siècle de Louis XIV. La partie du nord, dite *Saint-Nom-de-Jésus*, où sont actuellement les chapelles de la Sainte-Vierge, du Saint-Nom-de-Jésus et de Saint-Vincent (diacre et martyr), a été bâtie en 1622, ainsi qu'on peut s'en convaincre, en allant visiter le dessus de toutes les voûtes de cette église.

Il y avait, avant la révolution de 1789, six cloches en rapport de diapason avec la grosse qui seule nous est restée, et qui a été fondue du temps du curé Blondis, en l'année 1636. J'y reviendrai. Nous avions alors une des plus belles sonneries des environs de Paris. Ces cloches tenaient beaucoup de place; or, dans les siècles religieux où elles auront été achetées, on aura été obligé de faire agrandir et hausser le clocher; cette entreprise se sera faite sans consulter assez la force des piliers qui, dès le milieu du siècle dernier, s'affais-

[1] Mot ancien, remplacé aujourd'hui par le mot sanctuaire.

saient déjà sous le poids ; ce qui a déterminé nos pères à faire faire, en 1744, des travaux de réconfort qui
consistent, comme on peut le voir, en un grand cintre
appuyé sur deux embases, liées avec les piliers de
droite et de gauche de l'entrée du chœur, ce qui, en
effet, a résisté au tassement et en a rejeté tout l'effet sur
le pilier opposé (celui sur la rue du côté du sud). Cependant, en 1757, on a cru devoir faire démolir l'ancienne
tour, qui était (comme elle est figurée au plan de 1610)
assez semblable à celle de l'église de Sartrouville, pour la
remplacer par quelque chose de plus léger. Quatre piliers
d'angles, avec une simple chaîne de pierre entre eux,
furent construits en remplacement de la tour démolie,
jusque plus bas que la voûte du chœur ; et pour garan-
tir de la pluie, il y avait des auvents qui remplissaient
le vide, mais qui n'empêchaient pas de voir les cloches.
Lorsqu'elles étaient en branle, leur mouvement avait
quelque chose d'effrayant. Le clocher était couvert par
un pavillon carré, comme certains colombiers, et n'é-
tait pas d'un bel effet.

Bien que cette nouvelle construction dût être bien
plus légère que la masse de pierres qu'elle remplaçait,
cependant les piliers étaient toujours trop faibles pour
la charge qui leur restait à supporter, et ils continuè-
rent à s'écraser, notamment le pilier du côté du sud
dont il vient d'être parlé. Enfin, le conseil municipal
ne voulant pas souscrire pour la dépense du montant

du devis des réparations, lequel s'élevait à la somme de 2,000 francs et est resté aux archives de la commune, l'église étant d'ailleurs très-vieille, non arc-boutée, côté du sud, et généralement peu solide, le conseil municipal, dis-je, décida la démolition du clocher ; ce qui fut exécuté dans le cours de l'année 1827.

Cette opération, loin de recevoir l'approbation de tout le monde, a été au contraire blâmée avec raison. La cloche, étant maintenant moins élevée, projette son timbre beaucoup moins loin, et, en outre, dans la campagne, on n'aperçoit plus la commune que quand on en est très-près. En participant à la démolition par la surveillance que j'ai dû y apporter, j'ai obéi à la décision du conseil municipal, mais contre mon avis, qui était de se servir des pierres d'un petit pont qui existe sous la chaussée du pont actuel et dont il sera parlé. Certainement que, avec le double de la dépense qu'a entraînée la démolition du clocher, et le secours des pierres dont il est ici question, nous aurions encore un clocher, et le son de notre belle cloche s'entendrait de plus loin.

Enfin, telle qu'elle est, notre église, qui n'a rien de bien au dehors, n'en est pas moins au dedans fort majestueuse. On y voit plusieurs ordres d'architecture. Elle prête beaucoup plus au recueillement et à la prière que quelques églises nouvellement bâties à Paris, lesquelles aussi splendides à l'intérieur qu'à l'extérieur,

4.

n'ont que le mérite (réel cependant) d'ajouter par leur architecture aux ornements de la capitale. Mais revenant à la nôtre, je dirai que c'est toujours avec un grand respect religieux qu'en y entrant on prend l'eau bénite dans ce temple où tant de générations nous ont précédés et où nos pères et mères ont été présentés aux trois principales époques de la vie : la naissance, le mariage et la mort, et, enfin, où nous-mêmes, nous avons à paraître dans les mêmes circonstances.

L'abbé Lebeuf nous donne [1] la copie d'une épitaphe d'un sieur Chambellan, par les soins duquel les murs auraient été construits en 1545, ainsi que le texte de plusieurs autres épitaphes. Ces pierres tumulaires ne sont plus chacune à la place où on les avait scellées, mais je crois qu'elles ont été employées à carreler quelques petites places dans l'église, et que si l'on faisait recarreler les nefs, qui en ont bien besoin, on pourrait en retrouver quelques-unes, hélas! devenues presque illisibles.

Cependant, celle de M. d'Hémel et celle de M. d'Erlach existent toujours à l'endroit où elles avaient été primitivement placées. Voici celle de M. d'Hémel telle qu'elle existe dans la chapelle actuelle de la Sainte-Vierge :

[1] Voir page 27.

« Dans l'attente de la Résurrection générale ici repose le
» corps de messire Jean Jacques d'Hémel, écuyer, chevalier
» de l'ordre militaire de Saint-Louis, colonel d'un régiment
» suisse et brigadier des armées du Roi ; lequel s'est distingué
» pendant sa vie par sa piété envers Dieu, sa charité envers les
» pauvres, sa valeur et son attachement pour le service du Roi
» et de l'État.

» Il est mort universellement regretté de tout le monde, le
» 16 mai 1729, âgé de 63 ans, et a choisi pour sa sépulture
» cet endroit, où reposent ses père et mère, et un de ses en-
» fants.

» Madame d'Hémel, son épouse, a fait apposer cette épitaphe
» pour marque de sa douleur et de son amour envers lui, et fait
» faire en cette chapelle un caveau pour la sépulture de sa
» famille, et a donné à cette église 25 livres de rente pour
» deux messes l'une haute, l'autre basse.

» REQUIESCANT IN PACE. »

M. d'Hémel, Suisse d'origine, est mort dans sa maison qui était où est celle de M. Maingot, Grande-Rue,
et dont les dépendances contenaient toute l'étendue
de terrain, depuis la rue de Brault, jusques y compris
la quatrième maison, Grande-Rue, parallèlement à
toute la largeur des jardins de ces maisons donnant
sur la rue des Augustins et longeant la rue de Brault.

Quant à l'épitaphe de M. d'*Erlach*, que par erreur
l'abbé Lebeuf nomme d'*Elbach*, laquelle se trouve en
entrant à droite, par le grand portail, côté du midi,
elle est considérée comme étant d'un latin très-pur et

d'une haute poésie. D'après cela, il est bien étonnant
que l'abbé Lebeuf ne l'ait pas transcrite dans son ouvrage, comme il en a transcrit tant d'autres.

Au surplus la voici littéralement copiée, avec la traduction en prose française :

D. O. M.

Nobilissimus ac potentissimus D. D. Joannes Jacobus, d'Erlach, Baro spietcensis Helveticæ et prætorianæ cohortis præ-
fectus, legionis ex eâdem natione chiliarchus, regiorum exer-
cituum legatus semper invictus.

Viro in memoriâ justorum nunquam perituro.

Hic jacet Helveticæ decus omne et gloria Gentis
Erlachius, patrum heroum non degener heros.
Vix natus patriam linquens et castra secutus
Gallica, perpetuum nomen sibi fecit in armis.
Marti Condeo socius, per vulnera mille,
Mille per exhaustos casus, per mille labores,
Perque triumphati demùm discrimina Rheni.
Mente sagax, dextrâque potens, properavit ad omnes
Et belli et pacis titulos et mortis honores.
Exin, verus amor veri, super omnia verum
Quærenti, Deüs illuxit ; mendacia patrum
Erlachius subitò novit. Tunc Gallia gaudens
Impia Calvini ejurantem dogmata vidit,
Lætaque Romano redeuntem Ecclesia sensit
In gremio. Plenis tandem labentibus annis
Virtutum plenus, sævâque urgente podagrâ,

Ad **Plures** abiens, æternâ in pace quiescit.

Hunc gnati memores, tumulum posuêre parenti ;

Flent, orant, tu funde preces lacrymasque, viator.

Obiit Die 29 ª oct. 1694.

TRADUCTION.

« A Dieu très-bon et très-grand, très-noble et très-puissant
» seigneur Jean-Jacques d'Erlach baron de Spietz, chef d'une
» cohorte de gardes suisses, commandant d'une légion de mille
» hommes de la même nation, toujours invincible dans les
» commandements qu'il obtint dans les armées royales. »

« A un héros digne de vivre éternellement dans la mémoire
» des justes. »

« Ici repose l'honneur, la gloire de la nation helvétique,
» d'Erlach, héros non dégénéré d'une longue suite de héros.
» Dès sa plus tendre jeunesse il quitte sa patrie, s'enrôle sous
» les drapeaux français et se fait un nom immortel dans la car-
» rière des armes.

» Compagnon d'armes de l'intrépide Condé, il affronta, à
» travers mille blessures, les plus périlleux dangers, soutint
» d'innombrables fatigues et partagea avec lui les périls et les
» lauriers du passage du Rhin. Aussi puissant par la pénétra-
» tion de son génie que par la force de son bras, il s'ouvrit un
» chemin rapide aux honneurs militaires et aux récompenses
» civiles. Cependant, comme c'était avec un sincère amour de
» la vérité qu'il la recherchait, Dieu la fit descendre dans son
» cœur ; et d'Erlach reconnut bientôt les erreurs qui avaient
» abusé ses pères. La France le vit avec joie abjurer la secte de
» Calvin, et l'Eglise romaine applaudit à son retour dans son
» sein. Enfin, riche d'années et surtout de vertus, il succomba

» a une attaque violente de goutte, et entra dans l'éternel
» repos.

» C'est à la reconnaissance de ses enfants qu'il a dû ce mo-
» nument funèbre; à leurs pleurs, à leurs prières, passants
» joignez aussi les vôtres.

» Il mourut le 29 octobre 1694 [1].

Il est fâcheux qu'on ait vu disparaître l'épitaphe de
Toussaint Fauvette et de Martine Potheron sa femme,
qui furent bienfaiteurs et de l'église et de l'hospice.

En effet, ces époux avaient de l'aisance, et sont dé-
cédés sans postérité, laissant en don à l'église la maison que, dans ma jeunesse, on appelait le *Séminaire*,
où logeaient et vivaient les prêtres habitués de la paroisse. Cette maison est celle du sieur Tartarin; elle
forme l'angle à gauche de la rue de Calais et de celle
des Ouches.

La classe et la maison communale de l'enseignement mutuel occupées actuellement par les frères de la
doctrine chrétienne, ainsi que la maison plus bas, ont
été construites dans le jardin de cette maison. Il y avait
aussi un second jardin à l'autre angle de la rue des

---

[1] M. le baron d'Erlach était propriétaire de la maison appartenant maintenant à M. Julien Collas, la quatrième à droite en
entrant dans la rue des Ouches, bout du levant, elle comprenait
les cinquième, sixième et septième maisons et avait pour jardin
tout le terrain qui entoure ces maisons, ensemble environ deux
hectares.

Ouches et de la rue de Calais, qui faisait partie et dépendait de ce séminaire. Les époux Fauvette ont aussi donné les vitraux de couleur de la grande croisée au-dessus de l'autel du Saint-Nom-de-Jésus, ainsi qu'on peut encore le lire dans le vitrage même, et de plus ils ont constitué une rente sur particulier pour qu'il leur fût dit des messes aux époques fixées par le contrat de donation.

Ceci est tiré des archives de l'hospice qui a été aussi donataire des époux Fauvette.

Une ordonnance du roi, en date de 1778, défend de faire à l'avenir aucune inhumation dans les églises. Cependant mon aïeul, Jean Chevalier, ancien syndic de la communauté des habitants, a encore été enterré tout près de la porte du clocher, alors nef de la chapelle de la Sainte-Vierge, le 17 octobre 1781, mais le 22 du même mois le procureur fiscal a fait combler une fosse que l'on venait d'ouvrir pour la sépulture de M. Viger, receveur des aides, et, depuis, il n'y a plus eu personne d'enterré dans l'église. Toutefois, en 1789, le marquis de Mirabeau, surnommé l'*Ami des hommes*, étant mort à Argenteuil [1], il y a eu exception en sa faveur, et, sans que j'aie jamais pu savoir en vertu de quelle autorisation, car je m'en suis bien des fois informé depuis, le corps de M. Riquetti de Mirabeau a

[1] 11 juillet 1789. — Père du fameux Mirabeau.

été descendu dans le caveau de M. d'Hémel, où il est toujours, ainsi que la tombe de sa mère que l'on a fait apporter de l'église de Saint-Sulpice à Paris, où elle était déposée.

Avant la cérémonie, je suis descendu dans ce caveau qui a un petit escalier assez facile. Il n'y avait aucun débris humain visible, parce qu'on avait réuni dans un même cercueil tout ce qui appartenait à la famille d'Hémel que l'on a sorti, puis redescendu, et ensuite placé à gauche de M. de Mirabeau et de sa mère; ce qui constitue, suivant moi, une violation et une usurpation de domicile. Le caveau peut avoir un mètre 66 centimètres carrés, et deux mètres de profondeur ; il est bien bâti et cintré, en pierres de plâtre bien taillées.

Voici l'épitaphe qui a été posée dans la chapelle et sur laquelle on marche :

« ICI

» REPOSE

» Françoise de Castellane, Marquise de Mirabeau, modèle de
» piété et de vertus, heureuse épouse, mère heureuse, née en
» Dauphiné en 1685 morte à Paris en 1769, déposée à Saint-
» Sulpice, puis transportée ici pour être réunie sous la même
» tombe avec son digne fils, Victor de Riquetty, marquis de
» Mirabeau, surnommé l'*ami des hommes*, né à Pertuis en Pro-

» vence le 4 octobre 1715, mort à Argenteuil le 11 juil-
» let 1789. »

« Priez pour leurs âmes. »

La porte communiquant à l'ancien cimetière, dite
porte *Saint-Gond*, est de construction moderne. Depuis
1833, elle a été bouchée pour fournir un emplacement
à la chapelle de la Sainte-Robe. Auparavant, les en-
terrements sortaient de l'église pour aller au cimetière
par une grande porte qui existait dans l'endroit où sont
aujourd'hui les fonts baptismaux, dans l'angle ouest de
l'église. Il en reste encore le cintre avec des ornements
d'architecture assez bien conservés. Ces fonts, qui
étaient du côté opposé, n'ont été transportés à la place
qu'ils occupent maintenant que depuis environ 25 ans.
La chapelle de la Sainte-Vierge, qui était près de la sa-
cristie, n'a été changée de place qu'en 1840. Un badigeonnage complet et bien exécuté a été fait cette même
année. Le pilier de la nef du chœur, le plus près du
clocher, a été reconstruit en 1782 ; en 1839, il en a
été fait un autre enfermé dans l'intérieur du banc-
d'œuvre, ainsi que le remplissage en maçonnerie de
l'espace compris entre le mur de façade et le premier pilier de la nef du chœur, en entrant à droite
sous les orgues.

En l'année 1843, on a refait les trois piliers sui-
vants, et, sur la recommandation d'un membre de la

5

Commission des arts, les chapiteaux de ces piliers ont été modelés sur les anciens dont l'architecture datait, dit-on, du xiiie siècle.

La couverture en ardoises de cette même nef du chœur a été aussi remise à neuf en la même année 1843 ; enfin, à ma connaissance, il s'est fait beaucoup de changements dans notre église ; en voici un encore dont j'ai été le témoin :

M. Lequin, curé de 1717 à 1746, avait, de son vivant, donné les grilles qui fermaient le chœur, ainsi que la belle boiserie qui le décore. En l'année 1841, on a démonté la travée qui faisait face à l'autel, et on l'a remplacée par une petite grille en fonte, ce qui démasque la vue du chœur, mais n'est plus en rapport avec les anciennes grilles laissées sur les côtés.

Dans toutes mes recherches, je n'ai rien trouvé qui ait rapport au jeu d'orgues. Cependant, en faisant une forte réparation à cet instrument, en 1842, on a trouvé dans le plancher du buffet une incrustation qui porte le millésime de 1672. Il est possible que ce soit la date de son établissement. A l'égard du tambour à trois portes au-dessous du jeu d'orgues, il provient de l'église de l'abbaye des Bénédictins. Il a été apporté et mis à la place qu'il occupe, en 1792, ainsi que la grille de la chapelle du Saint-Nom de Jésus ; je me rappelle les avoir vu poser.

Continuant de suivre pas à pas l'abbé Lebeuf, nous

voyons qu'il parle [1] de la cure d'Argenteuil et des curés qui l'ont desservie.

Voici les noms de tous les ecclésiastiques qui ont occupé cette cure depuis 1597 :

M. Adrian, de 1597 à 1619, en remplacement de M. Jérôme Pillegrain, qui a été forcé de résigner, étant accusé de malversations [2].

M. Blaise (Pierre), de 1619 à 1634. Il était natif d'Argenteuil. C'est cette même année que la Confrérie de la Charité a été fondée, et que ce curé a résigné à cause de son grand âge, au profit de M. Olivier Blondis, aussi natif d'Argenteuil.

M. Blondis (Olivier), de 1634 à 1686. C'est deux ans après l'installation de ce curé que la grosse cloche que nous possédons toujours a été fondue. M. Blondis a fait beaucoup de bien dans la paroisse. Le roi Louis XIII est venu plusieurs fois le voir, ce qui fait supposer que, de son côté, M. le curé allait à la cour, qui habitait Saint-Germain-en-Laye, d'où il devait rapporter des secours pour les pauvres habitants. Il existe un portrait de ce digne prêtre. Il se trouve entre les mains du sieur François-Nicolas Guérin, gendre Guérin, arrière-neveu maternel de M. Blondis. Lèdit sieur

---

[1] Voir pages 29 et 30.

[2] Voir les plus anciens cahiers des registres de l'état civil de la commune d'Argenteuil, et page 30 de cet ouvrage.

Guérin est propriétaire de la maison de son grand oncle, rue de la Corne, près de la Cour-de-Fer, et y demeure.

M. Rez, de 1686 à 1694.

M. Tiret, de 1694 à 1699. Ce curé, dont le buste est à l'hospice, est mort d'apoplexie à l'âge d'environ 40 ans. C'est par ses soins et ses démarches, qu'ont été vaincues les nombreuses difficultés soulevées par les prétentions des religieux Lazaristes sur les biens de Saint-Marc, donnés à l'hospice par ordonnance du Roi, en date de 1697 (octobre).

M. Desmoulins, de 1699 à 1704.

M. L.-F. Cassin, de 1704 à 1710.

M. Grouet, de 1710 à 1717.

M. Lequin, de 1717 à 1746.

M. Guérard-Dumoutier, de 1746 à 1764.

M. Leguen, dit *Grand-Pierre*, de 1764 à 1789.

Le surnom de ce curé lui fut donné à cause de sa haute taille. C'était un homme grave, favorisé de la nature tant au physique qu'au moral. Il était Breton d'origine. Il avait étudié le droit civil et donnait des conseils en matière judiciaire. Il était souvent nommé arbitre par le bailly, ou choisi à l'amiable par les deux parties, et était craint en même temps qu'aimé de tous ses paroissiens. Il est mort à Versailles, étant député du clergé aux Etats-Généraux qui prirent bientôt le nom d'Assemblée constituante. J'ai connu M. Leguen, et

je n'en parle que d'après mes appréciations et celles
de mon père, de ma mère et de mes autres parents.

M. Gaidechen, Claude, d'abord de 1789 à 1792.

Ayant refusé alors de prêter le serment à la constitution civile du clergé, il fut obligé de quitter sa cure.
Un curé intrus le remplaça temporairement (de 1792
à 1806), M. Osé, qui, naguère vicaire d'Argenteuil, y
avait, jeune encore, déployé pendant une grande mortalité, en 1783, un zèle qui lui avait acquis la reconnaissance des habitants. Bon nombre d'entre eux étant
allés lui offrir la cure d'Argenteuil en 1792, il l'accepta,
quitta la paroisse de Maurecourt qu'il desservait
alors, et où il avait prêté serment, et resta à Argenteuil jusqu'en 1806, époque où le curé titulaire,
M. Gaidechen, rentra en possession de sa cure. M. Osé
passa alors comme desservant à la petite paroisse de
Suscy, près de Boissy-Saint-Léger. M. Gaidechen
resta dans sa cure d'Argenteuil jusqu'en 1819, date à
laquelle il fut nommé curé de l'Abbaye-aux-Bois, à
Paris. Il exerça cette charge jusqu'à sa mort, le 14
juin 1837, à l'âge de 85 ans.

Le lendemain, 15 juin, suivant la recommandation
qu'il en avait faite, M. Gaidechen a été inhumé dans
le cimetière d'Argenteuil, près de la grande croix du
milieu. Son exécuteur testamentaire lui a fait ériger
un monument en marbre blanc, sur lequel on lit une
inscription latine dont voici la traduction :

« MONTREUIL { L'Abbaye-aux-Bois, paroisse de Paris. } ARGENTEUIL.

D. O. M.

A DIEU TRÈS-BON ET TRÈS-GRAND.

Ci-gît

CLAUDE GAIDECHEN, prêtre,

Né à Paris,

« Reçu licencié à la faculté de théologie en Sorbonne, cha-
» noine honoraire de l'Eglise métropolitaine de Paris.

» Modèle et honneur du clergé,

» il remplit avec un zèle digne des plus grands éloges, les fonc-
» tions de curé, pendant six ans à Montreuil, près Paris, pen-
» dant trente-un ans à Argenteuil, et enfin pendant dix-sept
» ans dans l'église de la bienheureuse Vierge-Marie-aux-Bois.

» Il exerça secrètement à Rouen le saint ministère pendant
» les temps orageux de la Révolution.

» Confesseur de la Foi,

» il sut la conserver pure, malgré les nombreuses attaques dont
» elle fut l'objet.

» Il brilla par la connaissance des Saintes Écritures, et plus
» encore par la pratique des vertus évangéliques. Sa parole
» était douce et puissante ; la douceur de ses mœurs le rendit
» l'ami de tous, et lui mérita le titre de père des lévites et des
» plus jeunes prêtres placés sous sa tutelle.

» Il fut le soutien du faible,
» Le guide de l'aveugle,
» Le père des pauvres.

» Il mourut à Paris, après une heureuse vieillesse, le 14 juin,
» 1837 âgé de 85 ans.

» Quoiqu'il fût l'objet des regrets de tous, il a voulu et a
» ordonné que son corps fût déposé au milieu de son ancien
» troupeau. »

« Mes chers enfants, aimons nous les uns les autres car la
» charité vient de Dieu. »

(Saint Jean, chapitre 4, ỳ. 7.)

Ayant personnellement bien connu M. Gaidechen,
je me plais à porter ici le témoignage que c'était un
bien digne ecclésiastique. Son portrait lithographié a
été très-répandu dans la commune d'Argenteuil ; il en
existe un à l'hospice.

M. Geffroy, curé, de 1819 à 1825,

A résigné sa cure par suite d'une incapacité résul-
tant d'une maladie dont il est mort dans l'année même
de sa résignation.

M. Dantan, de Versailles, de 1825 à 1840, chanoine
honoraire, a aussi résigné sa cure pour cause de maladie. Il est toujours existant, et est attaché à la cathédrale de Versailles à titre de chanoine titulaire.

M. Millet (Honoré), né en 1800 à Gonesse, chanoine
honoraire de Versailles, curé actuel, promu en 1840.
Ses œuvres le loueront au delà de ce que pourraient
faire les plus éloquentes paroles. Grâce à son activité,
à son zèle, à son bon goût, l'église d'Argenteuil est

aans un état parfait de restauration intérieure : la réparation des orgues, les boiseries ajoutées depuis le petit portail, jusques et y compris la chapelle du Calvaire, les admirables sculptures en bois de la chapelle de la Sainte-Tunique, la chapelle de Saint-Vincent, l'autel en marbre blanc, et la magnifique décoration de la chapelle de la Sainte-Vierge ; les nouveaux vitraux de couleur que possède notre église ; et enfin dans l'exercice du culte une dignité, une pompe que l'on rencontre rarement dans les églises des petites villes, tels sont les titres que M. Millet s'est acquis à l'estime de ses paroissiens, en même temps que la bonté de son cœur lui a concilié leurs sympathies.

M. Millet, grand-vicaire de Mgr Gros, évêque de Versailles, a été remplacé en 1851 par M. Lucien-Quentin Duvau, chanoine honoraire, auquel il succédait à Versailles dans les fonctions de grand-vicaire.

Ce digne et savant ecclésiastique étant mort le 1er mars 1853, des démarches furent faites auprès de M. Millet, alors curé de Mantes, qui consentit à quitter cette belle paroisse pour revenir au milieu de son troupeau. Cette seconde installation eut lieu le 1er juillet 1853.

N'oublions pas de compter aussi parmi les curés d'Argenteuil le célèbre Jacques de Vitry [1], élevé au cardinalat en 1230.

1 Voir page 30.

J'ai parlé de notre grosse cloche qui fut fondue du temps de M. le curé Blondis. Voici ce qu'on lit à l'exergue du bas de cette cloche.

« L'an de grâce 1636, au mois d'août, j'ai été fondue des charités des habitants de ce lieu, bénite par M. Olivier Blondis, curé, et nommée Marie, par Messire Charles de Vienne, protonotaire du Saint-Siége, prieur et seigneur d'Argenteuil et autres lieux, et dame Marie de Lagnes, épouse de haut et puissant seigneur René de Vienne, chancelier et conseiller du roi en ses conseils, marquis d'Ossouveram, de Vauvillars, Mangerelle et Ravant, comte de Chasteouse et de Confolans, baron de Clervant la Villatte, au nom de Fauccon la Chaux, et par les soins et diligence de M. Blaise Pierre, ancien curé, Etienne Daviot, vicaire, Pierre Marine, avocat au Parlement et bailly, Mathurin Touzelin, lieutenant, André Gentil, procureur fiscal, Jean Bonjour, marguillier, et Jacques Bricard, syndic de ce lieu. »

Et, plus bas : « Simon Jacobus me fecit. »

En 1746, époque à laquelle fut écrit par l'abbé Lebeuf l'article de son ouvrage sur Argenteuil, Paris avait encore pour limites les boulevards intérieurs, qui sont aujourd'hui de belles promenades ; c'est donc avec raison que cet historien disait qu'il y avait deux lieues et demie d'Argenteuil à Paris, ce qui fait dix à onze kilomètres. Maintenant il n'y en a plus que 8 kilom.

5.

250 mètres, reconnus exister ainsi qu'il suit : Du milieu du pont d'Argenteuil au milieu de celui d'Asnières 4 kilom. 339 mètres, de ce point à la barrière de Monceaux 3 kilom. 911 mètres. Du pont d'Argenteuil à l'axe de la route de Pontoise, bout de la route annexe d'Argenteuil à Sannois, on compte 3 kilomètres 606 mètres.

Quant à la population de notre commune, l'abbé Lebeuf nous apprend que dans le cours du xive siècle, par suite des guerres et de maladies graves, cette population se trouvait réduite à mille habitants. Il faut, pour apprécier les désastres de ces guerres et de ces maladies, s'en rapporter à cet historien, qui a puisé ses renseignements dans les anciens auteurs qu'il a compulsés, comme je l'ai fait moi-même à la Bibliothèque royale, en petite partie, il est vrai, mais suffisamment cependant pour reconnaître toute l'exactitude des citations de l'abbé Lebeuf.

Depuis bien longtemps néanmoins cette population s'est beaucoup augmentée, et il faut croire qu'il y a déjà plusieurs siècles qu'elle a atteint le chiffre de 4,000 âmes, qu'elle dépasse aujourd'hui de 7 à 800. Voici le montant très-exact de la population d'Argenteuil au 20 juin 1841 :

Garçons.	900
Hommes mariés.	1159
Hommes veufs.	87
Filles.	797
Femmes mariées.	1160
Femmes veuves.	274
	4377

Nombre de feux. 1510

Parmi les dits habitants on compte dans cette même année 640 vignerons faisant valoir ou récoltant, d'après la déclaration au recensement fait par les capitaines de quartiers pour le payement de la garde des portes et d'autres frais de surveillance, la veille des vendanges.

La population, au recensement de 1851, s'est trouvée monter à 4767.

Si dans le xive siècle la population ne s'élevait qu'à 1,000, il y aurait donc augmentation quadruple depuis bien longtemps.

Je crois qu'on peut attribuer la cause de cette augmentation aux soins du sieur Chambellan dont l'abbé Lebeuf nous a transmis l'épitaphe, et surtout à ceux du roi François 1er, qui a sans doute voulu former d'Argenteuil un avant-poste pour protéger Saint-Germain, où la Cour résidait en été. En effet en 1545

notre commune fut entourée de murs, tours, tourelles
et fossés de défense, avec seize portes. Or pour garder
ces fortifications, et peut-être aussi pour y travailler,
le roi fit placer dans le canton d'Argenteuil un régiment de Gardes-Suisses logés chez les habitants, où
ils restèrent plus de deux cents ans, puisqu'ils ne
quittèrent le pays qu'après l'achèvement des casernes
de Courbevoie et de Rueil, commencées en 1755 et
finies en 1760. Quelle qu'ait été d'abord la répugnance
avec laquelle les anciens habitants reçurent cette garnison suisse dont le logement leur était imposé, force
leur fut de se soumettre et de faire bon accueil aux
nouveaux-venus; bientôt aussi ces derniers, qui devaient avoir du loisir hors de leur service, ont dû, de
leurs bras et à bon marché, aider les habitants dans
l'exploitation des terres et des carrières; bientôt
encore il a dû se faire des alliances entre les indigè-
nes et les étrangers, dont plusieurs avaient déjà des
femmes de leur pays, et bientôt enfin la population
a dû s'accroître, se doubler, se quadrupler. Ce que je
dis ici des familles originaires suisses et des alliances
avec des soldats de cette nation restés dans la commune
est digne de remarque. En effet je connais bon nombre
de familles d'origine suisse, ou issues de Suisses alliés
à des femmes d'Argenteuil, qui tiennent parmi nous un
rang fort honorable. Il n'est d'ailleurs pas douteux
qu'il se sera opéré une fusion entre ces troupes suisses

et les habitants, ce qui aura, je le répète, puissamment contribué à augmenter la population.

Il y a déjà beaucoup de ces familles suisses éteintes dont les noms n'existent plus que dans la mémoire des anciens du pays ou dans les titres des propriétés que ces familles suisses avaient acquises. Dans la commune de Courbevoie et dans celle de Rueil, qui n'étaient, il y a un siècle, que de très-petits villages, on trouve que presque la moitié des familles portent des noms suisses. Ces villages n'ont donc dû l'augmentation de leur population qu'aux casernes.

Les officiers suisses étaient en général fort riches, et presque toutes nos maisons bourgeoises ou nos grandes maisons de vignerons ont appartenu à des officiers suisses dont plusieurs avaient en outre des propriétés rurales. L'hôtel actuel de la Mairie, qui en 1600 a été habité par le fermier du bac, a été bâti par un capitaine nommé M. Schnisser dont j'ai connu les descendants qui n'ont quitté la commune qu'à l'époque de la révolution de 1793.

Cette propriété, quai de Seine, 18, fut achetée en 1836 des héritiers Desains dont le parent, ancien maire du 7e arrondissement de Paris, la tenait directement de M. et Mlle Schnisser. Lors de l'acquisition par la commune, il y eut un grand débat parmi les habitants; une forte majorité ne trouvant pas cette maison assez centrale. Il n'y a pas encore quarante ans on voyait, dans un assez grand nombre de rues, des escaliers en saillie qui avaient été pratiqués ainsi en dehors pour la commodité des propriétaires et de leurs hôtes, et qui conduisaient à ce que l'on appelait des cabanes à Suisses. Il en existe encore quelques-unes çà et là.

L'abbé Lebeuf, et aussi les historiens qu'il cite, Amelot, de la Houssaye, et de la Martinière, tous les trois auteurs modernes, font une description bien avantageuse de l'Argenteuil de leur temps, si on le compare avec le même endroit tel qu'il était du temps du roi Jean (de 1350 à 1364). Ce sont en effet les chroniques de ces temps-là qui représentent Argenteuil comme le plus gros et le plus sale bourg de France. Cependant quand l'abbé Lebeuf, Amelot et de la Martinière ont écrit, aucune rue n'était pavée, et les fortifications ne devaient pas donner d'agrément à la ville ou au bourg, comme on voudra le nommer. Si, au milieu du XIVᵉ siècle, la population n'était que de mille habitants, ce qui me paraît bien peu, je le répète, il ne devait pas y avoir autant de maisons qu'aujourdhui, puisque jusques à l'an 1635, encore, le couvent des Bernardines établi sur l'emplacement du fief Robiolles (dit des Lombards) était considéré, est-il dit, comme situé dans le cœur de la ville. Or l'emplacement dont il est question se trouve être l'enclos entouré de quatre rues qui sont : au nord-ouest celle de Saint-Germain, en face la rue de Cormeilles, au sud-est le quai de Seine, au levant

la rue l'Évêque et au couchant la rue de Seine ; mais
il ne me paraît pas admissible que, même à cette époque, 1635, cet emplacement ait pu être le milieu de la
commune, car la rue de Carême-Prenant et le quartier
de Guienne ainsi que celui de la porte Sannois devaient déjà exister, à moins qu'ils n'eussent été consi-
dérés comme faubourgs. A ce sujet j'ai entendu dire
à mon grand-père qu'il avait vu bâtir beaucoup de
maisons dans la grande rue, notamment entre la rue
du Port et celle de Carême-Prenant. J'ai fait, depuis,
plusieurs découvertes, qui m'ont porté à croire qu'il y
a eu erreur de la part de l'abbé Lebeuf, et que l'emplacement du fief des Lombards devait être rue de Pontoise où était, en dernier lieu, le couvent des Ursulines,
car c'est là qu'il faut placer le centre de la ville, comprise comme aujourd'hui entre les fossés que j'ai vus
et les seize portes dont parle l'abbé Lebeuf.

Puisque nous en sommes avec cet historien à l'histoire civile d'Argenteuil, qui déjà, comme il nous l'a
raconté, a beaucoup souffert, victime tour à tour des
guerres et des maladies, nous allons donner une continuation de l'histoire civile de cette commune, et des
phases diverses de maladies, de temps de révolution et
de guerres auxquelles elle a été en proie depuis l'abbé
Lebeuf.

L'année 1775 a été marquée par un rigoureux hiver,
par une grande cherté du pain, par une révolte aux

environs de Paris, et, pour Argenteuil, en outre de la révolte, par de grandes fièvres. Cependant, il n'est mort que 183 personnes dans l'année, ce qui a été tout au plus, le double de la mortalité ordinaire, quoiqu'il y ait eu des malades dans toutes les maisons.

En 1783, la plus forte année de mortalité que l'on eût eue depuis bien longtemps à Argenteuil, il y a eu 385 victimes, particulièrement dans les quartiers avoisinant la rivière. La maladie a commencé dans le mois de juin. En juillet il y a eu 42 décès, en août 63 (dont huit le 29) ; en septembre 81, dont 7 dans la journée du 28 ; en octobre 80, dont 4 le 30 ; en novembre 43, en décembre 32, enfin en tout 385 comme il vient d'être dit.

On dira un peu plus loin les causes de cette mortalité.

(Ces renseignements sont tirés du registre de l'état civil de l'époque.)

En 1806, année des fièvre typhoïdes, à Argenteuil seulement, la mortalité a été de 173. Presque tous les cas ont encore eu lieu dans les quartiers compris entre le quai et la grande rue, mais plus particulièrement dans les rues de Carême-Prenant, des Murs-Fondus, du Port, des Gobelins, de Traverse, et des Vaches, aujourd'hui rue Centrale, qui ont été le principal foyer de cette maladie.

On doit attribuer l'insalubrité de ces quartiers au séjour dans le bas de la rue des Murs-Fondus, qui n'avait pas alors d'égout, d'une grande quantité de sang, provenant de la tuerie d'un boucher qui demeurait au milieu de cette rue, lequel faisait ce qu'on appelait la *Halle de Paris* et tuait cinq ou six bœufs par semaine. La mortalité attaquait particulièrement des sujets de 25 à 50 ans. Les personnes atteintes n'étaient que 5 à 6 jours malades, et, dès le 3e ou le 4e jour, elles gonflaient extraordinairement. Dans l'espace de six semaines, il est mort sept personnes dans les cinq maisons qui font face à la mienne (rue du Port, 4). La rue de Carême-Prenant et celle des Murs-Fondus ont aussi été des plus affligées.

En 1832, année du choléra, il y a eu à Argenteuil 275 décès arrivés très-promptement, au printemps, et à l'automne, lors de la recrudescence du fléau. Il y eut des victimes dans tous les quartiers de la commune; cependant, cette fois, le quai de Seine et les rues y aboutissant ont été les moins frappés de mortalité. C'est le 3 avril que les deux premières victimes ont succombé; le 4 quatre autres; le 5 deux; le 6 six; le 7 trois; le 8 six; le 9 trois; le 10 six; le 11 quatre; le 12 neuf; le 13 huit; le 14 six; le 15 dix; le 16 trois; le 17 six; le 18 trois; le 19 neuf; le 20 trois; le 21 deux; le 22 personne. Le 23 un décès; le 24 quatre; le 25 un; le 26 un; le 27 quatre; le 28 un; le 29 deux; le 30 un;

au total dans ce seul mois 132. La recrudescence a
commencé en juillet. Le 16, six décès ; le 17 quatre ;
le 20, trois ; jusqu'en septembre, voir le registre de
l'état civil. Dans le fort de la maladie, on enterrait
sans sonner les cloches, et souvent par convois de plusieurs morts ensemble. Toute la commune était dans
une telle affliction que tous les travaux furent suspen-
dus ; toute réunion de société cessa : plus de cabarets
fréquentés, plus de bals, plus de danses, plus de circulation même dans les rues, encore moins au dehors ;
et pour peu qu'on se rencontrât, c'était pour se communiquer les uns aux autres la crainte, l'anxiété et
la tristesse dans lesquelles on était plongé.

Enfin, à défaut de place pour les inhumations, on
fut obligé de creuser des fosses dans les allées du cimetière ; elles furent bientôt remplies, et il était
question de chercher un terrain dans les champs
pour faire un cimetière provisoire, quand la pensée
vint à M. Récappé, alors maire, de proposer aux habitants l'acquisition, à l'aide de soumissions collectives,
d'un terrain assez grand, hors de la ville. Les soumissions s'effectuèrent d'après ses nombreuses démarches ;
le terrain fut bientôt enclos de murs avec portes et
grilles, et la commune posséda un nouveau cimetière
en remplacement de l'ancien qui, on le sait, touchait à
l'église, et n'existait, depuis l'ordonnance de 1778, que
par tolérance de l'autorité supérieure. Cependant la

première inhumation dans le nouveau cimetière n'a eu lieu que le 12 août 1834 [1].

M. Récappé, par sa conduite dans le choléra, par l'établissement de ce nouveau cimetière, qu'il a décoré gratuitement de la belle croix qui est au milieu; par la peine qu'il s'est donnée pour l'agglomération d'un ter-

---

[1] Au commencement de juillet 1848, on exhuma les ossements de l'ancien cimetière, partie à l'aide d'une souscription, pour donner du travail aux ouvriers. Le défaut de ressources a empêché alors d'agrandir le nouveau cimetière pour consacrer à ces débris de nos aïeux un terrain spécial. Ils ont été inhumés dans l'allée transversale du haut, à une profondeur de deux mètres sur pareille largeur, recouverte d'un demi-mètre de terre.

Suivant l'abbé Lebeuf il y aurait plus de mille ans que l'on enterrait dans notre ancien cimetière. Avant la preuve qui résulte de mes calculs et toisés que j'ai faits avec le sieur Chailloux, chef des ouvriers du port, qui dirigeait les travaux d'exhumation et de translation de ces restes, je ne croyais pas que les ossements humains pouvaient durer aussi longtemps en terre avant d'atteindre leur dissolution complète.

Quatre ans plus tard, par un décret impérial du 16 juillet 1852, la commune d'Argenteuil a été autorisée à acheter le terrain nécessaire pour l'agrandissement du nouveau cimetière, reconnu insuffisant au besoin des inhumations. Les fonds pour cette acquisition et pour la construction des murs ont été réunis grâce au concours d'un nombre de personnes auxquelles il a été fait des concessions à perpétuité. Ce système employé a été le même que celui dont on avait fait usage en 1832.

rain servant de port à gadoue à 500 mètres en aval
de la commune, terrain qu'elle a acquis ainsi gratuitement et qui maintenant lui appartient; enfin par son
concours pour l'établissement du chemin de grande
communication d'Argenteuil à Cormeilles, M. Récappé, dis-je, a de justes droits à la reconnaissance de
la commune.

Depuis le choléra de 1832, la mortalité n'a pas dé-
passé les proportions de l'inévitable tribut à payer à la
nature.

Argenteuil avait eu aussi dans le dernier quart du
xviiie siècle sa part de troubles et de vicissitudes.

En 1775 *la disette*. Le pain se vendait cinq sous la
livre et il n'y en avait pas pour tout le monde. Or, la
faim fit sortir de chez eux les habitants de Sartrouville
qui s'attroupèrent, et vinrent à Argenteuil pour y chercher des vivres et enlever de vive force toutes les fari-
nes qu'ils pouvaient trouver chez les marchands.
Bientôt des particuliers d'Argenteuil, qui n'éprouvaient
pas de moindres besoins, se réunirent à l'attroupe-
ment étranger, afin d'avoir leur part de butin. Mais
tout à coup l'autorité intervint, et, soutenue par les
plus notables habitants qui lui prêtèrent main forte,
elle parvint à faire triompher la loi, ce qui ne fut toutefois, il faut l'avouer, qu'après que tous les boulangers et les marchands de farine de la commune eurent
été pillés. Cependant une instruction judiciaire eut

lieu ; des arrestations furent faites, tant à Argenteuil qu'à Sartrouville, plusieurs condamnations à quelques jours de prison furent prononcées, et tout rentra dans l'ordre. La révolte fut presque générale dans les environs de Paris : aussi cette année de 1775 a-t-elle longtemps été appelée l'année *de la révolte.*

A cette occasion, le **8** mai de la même année, le syndic réunit les habitants pour leur communiquer une lettre qu'il avait reçue de Mgr l'intendant, par laquelle ce magistrat proposait la formation d'une garde bourgeoise composée de 200 hommes, y compris les officiers de tous grades qui seraient nommés pour les commander. Après délibération, il fut répondu que pour pouvoir se conformer à la requête de Mgr l'intendant, la commune n'ayant point d'armes, elle suppliait Mgr de vouloir bien en envoyer. Rien n'indique quelle suite eut la proposition ; mais, comme on le voit, l'idée de l'organisation d'une garde nationale est assez ancienne. La lettre de l'intendant est datée du 4 mai 1775 (voir le registre des délibérations du conseil municipal d'alors de 1772).

Depuis 1775, il ne s'est rien passé de remarquable dans notre commune jusqu'en 1789. La révolution, commencée en 1787 par la convocation des assemblées provinciales, faisait tous les jours des progrès ; mais ils ne furent point connus des habitants des campagnes, jusqu'au 14 juillet 1789, où le canon de la prise de la Bastille se fit entendre.

On sait avec quelle rapidité la révolution marcha ensuite. A cette époque, notre territoire d'Argenteuil, comme tous ceux des différents lieux circonvoisins, était couvert de gibier : de troupeaux de lièvres au nombre de 40 ou 50 réunis, de perdrix dans la plaine, de lapins sur les côtes, rongeant les vignes et les arbres et toutes les récoltes céréales. Cet état de choses portait un grand préjudice aux cultivateurs. Le sel coûtait quatorze sous (0 fr. 70) la livre (1/2 kil). La noblesse et le clergé étaient exempts de l'impôt territorial. D'un autre côté, peut-être une rigueur un peu trop grande était-elle exercée par les gardes-chasse, et également de la part des employés des aides et gabelles qui étaient ce que sont de nos jours les employés des contributions indirectes. Toutes ces causes réunies faisaient fermenter un levain de mécontentement et prédisposaient les esprits au changement. On comprend donc aisément que l'amour de la nouveauté chez les uns, et, chez les autres, l'espérance de voir réformer un ordre de choses aussi vexatoire et aussi préjudiciable à leurs intérêts, en le remplaçant par une égalité proportionnelle dans les charges publiques, dût enflammer l'esprit des habitants d'Argenteuil, comme celui de tous les autres Français de leur classe, et leur faire accueillir avec joie le commencement de cette révolution, reconnue

nécessaire, même par des princes et seigneurs. Ajoutez à ces prétextes le mépris de l'autorité, prêché par
la philosophie de ce siècle, et l'abandon des sentiments
de foi, suite des sophismes et des sarcasmes irréli-
gieux de ses derniers coryphées, et vous comprendrez
pourquoi, au lieu d'une réforme des abus et d'une
abolition pure et simple des priviléges onéreux au
peuple, nous avons eu une révolution sanglante qui
nous a conduits, par la terreur, à deux doigts de notre
perte. Quoi qu'il en soit, quelques enrôlements volon-
taires eurent d'abord lieu ; mais le 8 septembre 1792,
alors que les armées prussiennes étaient dans la Champagne, à la suite d'une pressante allocution de deux
commissaires venus de Saint-Germain, un enrôlement
considérable de jeunes gens de 18 à 30 ans s'effectua
spontanément en plein champ, sur le bord de l'eau, où
est aujourd'hui le quinconce, qui était alors une prairie naturelle. Ils partirent tout aussitôt pour rejoindre
les divers corps d'armées. Depuis, la commune n'a
fourni que les contingents demandés.

On connaît les excès de la révolution de 1793, la
Terreur, ses arrestations, ses proscriptions et ses innombrables victimes. Eh bien ! quoique à la porte de
Paris, quoique fréquentant tous les jours les halles,
Argenteuil n'a compté aucune victime. Deux ou trois
personnes seulement furent arrêtées par suite de pro-
pos, alors, indiscrets, et envoyées à Saint-Germain.

Mais revenons à la description de notre commune. Je crois être fondé à contester aux auteurs cités par l'abbé Lebeuf la qualité qu'ils ont donnée à Argenteuil d'être peut-être, ont-ils dit, le plus beau bourg de l'Europe; et je me range du côté d'autres chroniqueurs qui ont affirmé que cet endroit était très-sale. En effet, pendant bien longtemps, Argenteuil était un trou d'où on ne pouvait faire sortir aucune marchandise qu'à l'aide de charrettes puissamment attelées. Au levant comme au couchant, il n'y avait aucun chemin pavé; et, au midi, il fallait passer trois fois la rivière dans des bacs ou des batelets, pour aller à Paris. Dans l'intérieur il n'y avait que la rue de la Chaussée qui fût pavée, non pas en pavés de grès comme elle l'est aujourd'hui, mais en blocage grossier, et c'est cette première chaussée, laquelle a longtemps existé ainsi, qui a donné son nom à la rue dont l'étendue commence à la rue des Saints-Pères et finit à la place de l'Église. En 1807 ou 1808, elle a été réparée à neuf. Toutes les autres rues n'étaient pas même cailloutées, excepté la Grande-Rue qui l'était fort mal, et mal entretenue, quoiqu'elle fît partie de la route de communication hors la banlieue de Paris, entre la route royale de Pontoise et celle de Saint-Germain. Elle était assez fréquentée, et fort souvent en état de dégradation, ne recevant d'entretien que de la part des habitants, qui n'avaient dans ce temps-là que des chevaux de somme.

Il y avait des aubergistes qui fournissaient des chevaux de renfort que les voituriers se voyaient obligés
de prendre, soit qu'ils eussent à aller à Saint-Germain, ou à Saint-Denis. Cette profession d'aubergiste
était alors importante et lucrative.

Avant l'établissement de la route royale n° 14
de Paris à Rouen, au Havre et à Dieppe, construite
de 1720 à 1730, le transport des provenances de ces
villes maritimes, pour les marchandises peu encom-
brantes et qui demandaient de la célérité, comme la ma-
rée, par exemple, se faisait à dos de cheval. Un con-
ducteur menait dix ou douze chevaux sommiers de
Pontoise. Leur itinéraire était par Montigny et Cormeilles, soit qu'ils vinssent par la montagne et le chemin
de Rosières ; soit par le chemin de la Frette, que
les habitants de Cormeilles nomment encore le chemin
des *Beurriers*. Argenteuil, où il fallait passer deux fois
la rivière dans deux bacs différents, était un lieu de
station ; circonstance que je savais par la tradition de
mes pères, et que j'ai reconnue exacte par la lecture de
beaucoup d'anciens titres de mes voisins et autres de
la même rue, dont les maisons ont servi d'auberges.
La mienne (la 2ᵉ à droite en entrant dans la rue du
Port, par le quai,) suivant un procès-verbal d'estimation
en date du 21 août 1737, avait pour enseigne l'image
de *Saint-Pierre*. A cette époque elle était tenue par un
vivandier des Gardes-Suisses.

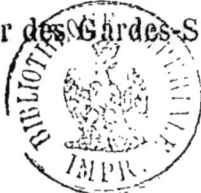

6

Avant l'usage de la gadoue, introduit dans les années 1781, 1782 et 1783, par M. Noblet, ancien marchand plâtrier demeurant à la porte Sannois, et ancien trésorier de l'hospice, les vignerons d'Argenteuil fumaient leurs vignes avec des fumiers provenant des bouveries et des vacheries de Paris et des faubourgs. Chacun avait dans sa cour un grand trou que l'on remplissait tous les ans, de sorte que quand on transportait ces fumiers dans les champs, à dos de bêtes, il devait y avoir une permanence de mauvaise odeur dans toute la commune. Cette infection était augmentée encore par celle que devaient répandre les eaux de ces fumiers que l'on jetait dans les rues mal entretenues et mal nivelées. Enfin toute la ville devait être un vaste foyer de matières en putréfaction, cause incessante d'insalubrité. Ajoutez à cela le manque d'égouts vers la rivière dans chaque rue, et vous comprendrez combien le séjour de la ville devait être désagréable.

Un bout de la rue du Port avait sa pente sur la grande rue, dont une portion d'égout, à l'époque du premier pavage, allait depuis la rue de la Dîme (aujourd'hui de la Liberté) et celle de Pontoise se décharger dans le ruisseau de Bicheret, près du carrefour de la porte Buttée. Le carrefour de la rue du Port, en face de la rue des Gobelins, a été surbaissé en deux fois d'environ un mètre, et le bas de la dite rue du Port tenant au quai, a été rechargé de 60 à 80 centimètres,

ainsi que l'a fait voir la fouille des fondations de la
petite porte d'entrée de la première maison en entrant
dans cette rue à droite. Dans ma jeunesse j'ai entendu dire que la largeur qui existe dans la partie de la
grande rue comprise entre la rue de la Dîme (de la
Liberté) et la rue des Vaches (rue Centrale) n'était due
qu'à la nécessité dans laquelle les propriétaires riverains avaient été d'éloigner leurs constructions du
cloaque qui existait en cet endroit, et qui n'a été comblé que lors du pavage de la grande rue. Cet endroit
en est devenu l'un des points culminants. Mon père
m'a dit avoir vu bâtir les principales maisons de ce
quartier.

Or toutes les saletés des rues, des cours, des fumiers ;
des eaux de ces fumiers que l'on jetait, dans des rues
sans égouts, ainsi que les charrois à peu près journa-
liers, à dos de cheval desdits fumiers, devaient faire
d'Argenteuil une commune très-sale, et occasionner
le retour fréquent des maladies endémiques dont nos
aïeux ont été si souvent affligés. Ajoutons à ces causes
d'insalubrité que les maisons n'étaient ni percées ni
aérées comme elles le sont aujourd'hui. Cette amélioration dans les constructions et le confortable intérieur ne datent que d'environ cinquante ans. Anciennement, tous les cultivateurs se retiraient, par
économie, dans des étables à vaches; car il paraît qu'il
y avait jadis beaucoup de ce bétail dans la commune,

puisqu'une rue portait encore naguère le nom de ces animaux. On pourrait ajouter une autre preuve. La commune possédait alors environ 16 ou 17 hectares de prés naturels situés de l'autre côté de la rivière, tout le long de l'eau, à partir d'environ 100 mètres du pont, jusque vers le port des *Grands Saules*, plus, ce qu'on appelait la *Petite-île*, qui contenait environ 4 hectares, à partir du pont jusqu'à la fontaine Ragaru ; au total 20 à 21 hectares de prairies.

La récolte des foins se vendait à l'enchère, tous les ans au mois de juin, par lots de deux hectares ; et le grand lot, qui était le dernier en face du port des Grands-Saules, contenait il y a 100 ans trois hectares, dont la récolte était abandonnée gratuitement à un nourrisseur, mais à la charge d'entretenir chez lui un taureau pour la saillie gratuite des vaches des habitants. L'usage du lot du taureau s'est conservé jusque vers 1765, après quoi ce lot a été vendu tous les ans comme les autres.

Quoi qu'il en soit, ces terres dites alors la *Grande-Ile* ont été aliénées par ordre du gouvernement en 1813, et quoiqu'elles aient été vendues 74,000 francs, le gouvernement, qui a gardé les fonds, a entendu ne payer que 2,541 fr. d'intérêts, francs et quittes de toutes charges. Cette rente est toujours bien payée et fait les premiers fonds du budget communal.

Je reviens à l'état de malpropreté et d'infection dans

lequel était la commune à laquelle cependant nos auteurs ont donné la qualité d'être l'un des plus beaux bourgs de France, et même de l'Europe. Je ne puis m'empêcher de manifester ici ma surprise de tant d'éloges que, suivant moi, ce bourg ne méritait pas. Il est bon de convenir cependant que, quand les auteurs que j'ai cités ont écrit, on n'avait nullement le goût de la propreté et du luxe en toutes choses comme on l'a aujourd'hui, surtout pour les maisons, les meubles, les vêtements, etc., etc.

A l'article des maladies, j'ai parlé de la mortalité de 1783 et j'ai promis d'en faire connaître la cause : la voici.

En 1777, lorsque les eaux étaient suffisamment hautes, c'est-à-dire pendant cinq à six mois de l'année, les bateaux passaient encore dans le bras de la rivière du côté d'Argenteuil. Dans la saison d'été il n'y avait plus assez d'eau pour les bateaux, mais il en restait trop encore pour faire passer les chevaux de la marine dans ce petit bras de rivière qui se remplissait de vase, et on était obligé de dételer les chevaux, et de les faire passer sur le petit bac ou dans des flettes de mariniers pour les atteler ensuite de nouveau ; puis, arrivés à l'extrémité de la petite île, il fallait recommencer la même manœuvre, ce qui devait faire perdre beaucoup de temps aux mariniers, et ce qui enfin a décidé la construction des deux petits ponts qui existent sous le

6.

chemin de halage sous lesquels passent les eaux des fontaines Ragaru et du ru de Bicheret. Des remblais ayant été opérés immédiatement sur ces ponceaux pour le passage des chevaux de marine, la navigation n'a plus eu lieu que par la grande rivière, et l'année d'après (1778) d'autres remblais ont été opérés en face la rue du Port, pour la construction d'une chaussée pavée à travers le bras de la petite rivière. Sous cette chaussée, on avait cru nécessaire de construire un troisième ponceau qui est en pierre dure de Saint-Leu, et a de treize à quatorze mètres de longueur ; mais il n'a servi à rien ; car, quatre ou cinq ans après, il a été comblé des deux bouts : on en retrouvera les matériaux quand la commune aura besoin de s'en servir. La voûte de ce pont est à soixante mètres à peu près de l'angle de la rue du Port et du quai, et elle n'est recouverte que d'un mètre cinquante ou soixante centimètres d'épaisseur de terre. Avant cette première et déjà notable amélioration, presque tous les étés on était obligé de placer le grand bac au gravier à peu près à l'endroit où coule aujourd'hui le ru de Bicheret qui, alors, coulait dans la petite rivière ; je laisse à apprécier l'incommodité qu'il devait y avoir pour la circulation et le transport des marchandises.

Mais après tous ces travaux, l'ancien bras de la Seine ne servait plus pour ainsi dire que de réceptacle aux égouts de la ville, dont le dépôt était d'autant plus insalubre qu'il était formé des eaux ménagères et des vidanges des nombreux trous à fumier. On peut se faire l'idée de l'infection que devait produire ce réceptacle d'immondices, principalement pendant les chaleurs. Elle alla en augmentant chaque été jusqu'à l'année 1783. C'est à cette époque surtout que l'on en ressentit les émanations pestilentielles, et qu'on eut à déplorer la mort d'un grand nombre de victimes, notamment parmi les voisins de ce foyer d'infection. J'en ai fait connaître le nombre page 88.

Cette mortalité, presque aussi prompte, mais de plus longue durée que le choléra, a dû être portée à la connaissance de l'autorité supérieure dont la commune relevait; c'était alors l'intendant de la généralité de Paris. Ce magistrat, s'étant rendu sur les lieux accompagné de plusieurs médecins et chimistes distingués, fit faire des expériences dont il résulta la preuve que le foyer épidémique était bien dans le fond de cet ancien bras de la rivière. Convaincu de ce fait, M. l'intendant, ordonna, le printemps suivant, 1784, un remblai de près de deux mètres de hauteur, lequel a coûté 40,000 francs. Sur cette somme, la commune n'a payé que 6,000 francs, en trois ans (voir le registre des délibérations du corps municipal d'alors). Quelques années après, ce remblai ayant été reconnu insuffisant, un second, d'à peu près la même hauteur, fut encore entrepris. Grâce à cette nouvelle mesure ainsi qu'à la suppression des trous de cour, amenée naturellement par l'usage de la gadoue et par les prohibitions imposées en 1784 [1], la commune fut assainie, et l'on vit enfin disparaître toutes les causes d'épidemies. Aussi en 1803 ou 1804, tous les bas-fonds dont il est question, ainsi que le plateau de la ci-devant petite île, dont la dernière coupe de pré naturel ne s'était vendue que 110 francs, ont été loués assez cher et mis en culture pour la première fois.

Cependant une partie, près de la chaussée de la rue du Port, avait été réservée pour servir de décharge aux gravois. Cette décharge se faisait en même temps dans les fossés de la ville, et les remblais étaient si peu avancés en 1816 que la garde nationale, nouvellement établie, qui allait manœuvrer sur le terre-plein de la petite île, ne pouvait défiler par pelotons de 15 ou 20 files qu'en mettant 3 ou 4 files en arrière, tant ils étaient étroitement serrés entre les rangs d'arbres de l'avenue de la rue du Port, nouvellement replantée, et le débord de la décharge. On peut donc juger quels progrès les remblais ont fait depuis cette époque.

Depuis peu d'années, le comblement de l'îlot entre la chaussée du pont ou du port et celle qui est à la suite de la rue Sainte-Barbe, a été achevé.

[1] Par un règlement de police du 9 mai de cette dite année, prescrivant de ne décharger les fumiers qu'à une certaine distance des dernières maisons.

Des chaussées en remblais ont été élevées concur-
rémment en face de la rue de l'Hôtel-Dieu, de celle des
Boucheries, de la rue de Seine et de la rue l'Évêque.

Je viens de dépeindre Argenteuil comme étant, il
n'y a pas encore longtemps, un trou d'où l'on ne pouvait sortir avec une voiture, pour peu qu'elle fût
chargée, qu'à l'aide d'un fort attelage, et où l'on ne
pouvait respirer un air salubre que dans les temps de
gelée. Voici maintenant, par ordre de dates, tout ce
qui a été fait chez nous et autour de nous depuis 70
ou 80 ans, dans l'intérêt de la salubrité et de la circulation publiques.

Ça été seulement, comme je l'ai dit, de 1721 à 1725
que le chemin de Pontoise à Paris a été érigé en
grande route, classée depuis route royale n° 14.
Nous en trouvons une preuve dans les archives
de l'hospice, où il est rapporté que ledit hospice
a fourni environ deux arpents de terrain à prendre dans les bois qu'il possède, sur les limites du territoire de Franconville, pour l'élargissement du chemin
de Pontoise, et que la faible indemnité qu'il a reçue pour
cette cession n'a été payée qu'en 1724. — En 1753, le
pont de Crould, près de Saint-Denis, et le pavé de la
Briche, qui y conduit, ont été construits.

Sur une partie de l'emplacement de l'ancien chemin
d'Argenteuil à Montmorency, dit la *Corvée* (parce que
tous les habitants étaient requis de corvée pour l'en-

tretien de ce chemin, qui montait en zigzag), fut établie en 1765 la belle chaussée qui fait partie maintenant de la route départementale n° 48, venant de Saint-Germain. De ce côté, au sud de la commune, beaucoup d'autres améliorations de même genre ont été faites depuis, savoir :

Le beau pont de Neuilly, commencé en mai 1768 et terminé seulement en 1775. Indépendamment de la belle et rare maçonnerie que l'on voit, il y a eu des remblais considérables à faire au bout de ce pont, du côté de Paris. La rivière avait à peu près, en cet endroit, le double de la largeur qui lui reste. Elle s'étendait de 200 mètres au delà du pont. On peut se rendre compte de ces remblais en regardant à droite et à gauche, après la sortie dudit pont; car pour atteindre à sa hauteur et la projeter d'un seul niveau, jusqu'à la rencontre du sol primitif, il a fallu opérer des remblais jusqu'à l'église de Neuilly.

Cependant, l'énorme quantité de terre qu'il a fallu n'est rien en comparaison de la difficulté éprouvée pour le tarissement des eaux, dont la rapidité était excessive. On s'est vu dans la nécessité de couler à fond six ou sept bateaux de moellons, dont plusieurs se sont trouvés placés les uns sur les autres.

Pendant les travaux du pont de Neuilly, en l'année 1769, sur la demande des habitants d'Argenteuil, appuyée par M. Prévot, propriétaire à bail emphytéotique du château du Marais, qui appartenait aux religieux Bénédictins, la route d'Argenteuil à Bezons a été tracée et construite, partie sur l'emplacement de l'ancien chemin de Saint-Germain, passant dans le fossé creux près du domaine du Marais, et partie depuis ce point à travers champs jusqu'à Bezons. Cette nouvelle route avait été plantée d'arbres (ormes et peupliers) que j'ai vus dans mon enfance, mais il y a déjà bien longtemps qu'ils n'existent plus.

Après la construction de cette route de Bezons et celle de la *Corvée*, devait venir enfin le pavage de notre Grande-Rue et de quelques autres rues latérales pour conduire les égouts à la rivière ; c'est ce qui a été fait en l'année 1770. Les travaux ont duré cinq mois (voir aux archives de la commune le registre des délibérations en 1776, 1777 et 1778). Ont été successivement pavées, la première, la rue du Port ; la seconde, la rue de la Corne ; la troisième, la rue de la Dîme (rue de la Liberté) ; la quatrième, celle du Haha ; la cinquième, la rue des Gobelins ; la sixième, la rue de Traverse (autrefois rue Sainte-Garde) ; la septième, celle de l'Hôtel-Dieu, qui se nommait au commencement du xviie siècle la rue des Charrons, et dans le xive siècle rue Richebord (archives des Bénédictins, liasse n° 1er, aux archives du département, hôtel de la préfecture, à Versailles).

J'ai parlé tout à l'heure des travaux de remblai de

la petite rivière. Avant ces travaux, les quais n'étaient point de niveau comme ils le sont et n'avaient pas non plus la largeur qu'ils ont aujourd'hui. Après tous les travaux de terrassement, on avait planté un rang d'ormes tout le long du quai, depuis la rue du Haha jusqu'à la fontaine Ragaru, ce qui, avec le pavage des rues et le remblai du bras de la rivière, a commencé à donner à la commune un air de propreté qu'elle n'avait jamais eu auparavant. L'ordonnance de police de 1784 dont j'ai parlé, enjoint aussi aux habitants des rues non pavées d'entretenir le sol de la rue, chacun devant sa maison, dans un état permanent de nivellement, et de remplir avec des cailloux les flaques qui pourraient se former, sans élever le sol plus haut que celui de son voisin. Le balayage est aussi prescrit pour être fait simultanément tous les dimanches et fêtes de l'année. Cette ordonnance, qui paraît n'avoir été rendue que dans l'intérêt de la salubrité et sur la provocation de l'intendant, est fort bien combinée, et parfaitement appropriée aux besoins de la commune.

Grâce au pavage de nos rues et à la construction des deux routes d'Épinay et de Bezons, on pouvait enfin circuler dans Argenteuil et en sortir avec des charrettes attelées à moins de frais qu'auparavant, et les bourgeois pouvaient venir à leurs maisons de campagne en voiture suspendue. J'ai dit quelque part qu'avant l'établissement des routes, les vignerons

d'Argenteuil n'avaient que des bêtes de somme pour
leur service rural. L'abolition des droits d'entrée aux
barrières de Paris pendant neuf à dix ans, l'abandon
de toutes les routes pendant à peu près le même temps,
le blocus des mers, et la présence des armées tant en
Bourgogne qu'en Champagne; tout cela donna à nos
vins, comme à toutes les autres productions de notre
pays, une plus-value qui fit verser beaucoup d'argent
et donna une grande aisance dans la commune. Aussi
presque tous les vignerons se sont-ils montés de chevaux et de charrettes.

Cependant, il y avait peu de grands chemins sur le
territoire. Les cantons les plus éloignés, devenus, depuis l'usage de la gadoue, les plus vignobles, n'étaient
desservis que par des sentiers; tout le monde réclamait et demandait l'élargissement de ces sentiers, afin
de les convertir en chemins de voitures. Il y avait déjà
plusieurs années que ces demandes avaient été faites
et réitérées, lorsque, par un mouvement spontané
dont l'impulsion venait de l'administration municipale, au printemps de 1798, en l'an VI de la République, temps de liberté illimitée, les compagnies urbaines
de la garde nationale, au grand complet, armées de
pioches et de pelles, leurs capitaines et deux membres
du conseil municipal en tête, se mirent à l'œuvre et
en moins de quinze jours, convertirent tous les sentiers en chemins propres aux voitures. C'est ainsi

7

qu'ont été ouverts les chemins de *Vobsenterre*, de *Pe-tite Ruelle*, de *Puiseux*, de *Douces-Fèves*, des *Pieux*, de *Vignol*, de *Gaudon*, de la *Haie-Normande*, des *Champs-Montois*, de la *Couronne*, de *Vignol*, du *Perreux*, de la *Voie du Troupeau* et quelques autres que je puis avoir oubliés. Ces corvées étaient plutôt des parties de plaisir qu'un véritable travail, car il ne s'agissait que d'arracher des ceps de vignes.

De loin en loin on rencontrait quelques récalcitrants à cette mesure arrêtée par quatre-vingt-dix-neuf sur cent, mais on ne les écoutait pas, et pour peu qu'ils voulussent défendre d'entrer dans leurs vignes, ils étaient bientôt culbutés et forcés de se mettre à l'œuvre avec les autres. Depuis cette grande opération on a encore ouvert d'autres chemins : celui qui, de *Félifeu* fait jonction avec le *Bois-Marin* et celui qui de *Ro-sières* descend par celui-ci, tous deux faits à prix d'argent. L'élargissement du grand sentier de *Buffé*, devenu ainsi chemin à une voie, a eu lieu en 1834, spontanément, par accord unanime entre tous les riverains et sans indemnité. Maintenant, pour compléter la commodité de la circulation des voitures, il faudrait un chemin de communication qui mettrait la Voie des *Châtaigners* en rapport avec la route de Sannois et le chemin de Morinval, celui-ci avec ceux de la *Pierre* et de la *Grande-Voie;* plus loin, vers le couchant, il faudrait encore un moyen de communication entre le che-

min de Soulzard, à la hauteur du canton de ce nom,
la route de Cormeilles et le chemin des Champs-Montois,
et ainsi de suite jusqu'à la *Voie-Buissonneuse*. Je suis
sans aucun intérêt personnel pour ce projet, je le conseille et je désire beaucoup le voir se réaliser. On me
trouverait disposé à prêter mon concours pour sa mise
à exécution.

On a vu dans l'abbé Lebeuf (pag. 35) qu'Argenteuil avait été fortifié, en l'année 1545, par de larges
fossés et une muraille d'enceinte, avec tours et tourelles. Dans mes recherches aux archives du département, j'ai trouvé (liasse 8e), dans les titres des Bénédictins, que les lettres patentes de François Ier qui
permettent aux habitants d'Argenteuil de fermer leur
ville de murailles, pour la conservation de la Sainte
Robe, sont en date du 21 janvier 1544. Cette muraille,
construite primitivement en matériaux de Carrières-
Saint-Denis et de Montesson, moellons trop tendres,
ne devait pas affronter bien des siècles, et déjà nos
pères avaient commencé à faire reprendre plusieurs
brèches de ces murs dont la plus grande partie mena-
çait ruine, lorsque M. Dulong, alors maire, fit vendre
ces murs sur pied par lots, d'une porte à l'autre, depuis
la porte *Butée* jusqu'à celle de *Paradis* pour être démolis seulement jusqu'à fleur de terre de l'intérieur de
ces murs. L'adjudication a eu lieu en l'an XI (1803)
à la charge de déblayer le terrain l'année suivante.

Au mois de février 1779 la porte *Saint-Germain*, qui avait deux mètres de profondeur, et qui était cintrée et accompagnée de deux petites tourelles, fut heurtée par la voiture attelée de trois chevaux d'un voiturier étranger à la localité; le cintre, tout de pierre, tomba sur cette voiture qu'il brisa. Cet accident donna lieu à une action intentée par le voiturier contre la commune, dont il réclamait une indemnité qu'elle ne voulait pas payer. On ne voit pas comment a fini ce procès. (Archives de la commune, registre des délibérations d'alors.)

Comme on le voit, notre commune est restée 258 ans entourée de murs et fossés, qui ont dû coûter beaucoup d'argent, mais qui n'étaient pourtant qu'une faible défense; puisque, vingt ans après l'établissement de ces fortifications, les huguenots s'emparèrent de la ville, ainsi qu'il est rapporté par l'abbé Lebeuf.

Cependant les fondations des murs démolis étaient restées, comme je l'ai dit, au niveau du sol. En circulant autour de la ville, on voyait la campagne, mais le terrain étant plus élevé, on pouvait tomber dans le fossé qui était assez profond en certains endroits. C'est ce qui détermina M. Collas (Grégoire), alors maire (1816), à provoquer du conseil municipal une décision ayant pour objet l'arrachement des fondations restées, et l'abaissement de l'intérieur du rempart. D'après les combinaisons des gens de l'art, on a trouvé assez de terres pour combler les fossés dont déjà plusieurs étaient à moitié remplis de gravois. Les remblais et autres mouvements de terres ayant été opérés, on a planté des arbres que l'on voit aujourd'hui et qui sont d'un aussi bel et aussi agréable effet pour la génération présente, qu'ils seront profitables aux générations futures, particulièrement ceux des parties des boulevards vers le nord-est de la ville qui croissent beaucoup mieux que ceux qui sont plantés sur le boulevard de l'ouest, où le fond du terrain, sec et pierreux, manque des sucs nécessaires à une vigoureuse végétation.

On a eu bien des obstacles à vaincre pour faire les terrassements de l'un de ces boulevards, celui dit des *Grand'Fontaines* qui n'a été planté qu'en 1818. D'un côté beaucoup de difficultés dans le travail, de l'autre, et préalablement, des débats avec M. Aubry, propriétaire du moulin de Bicheret, qui se croyait aussi propriétaire du fossé où coulait à ciel ouvert l'eau provenant de la source qui existe sous le carrefour de la porte Sannois et dont voici à peu près l'emplacement :

A seize mètres de distance vers le nord de l'angle ouest du mur du jardin de la dernière maison à gauche, rue de Sannois ; onze mètres de la maison nouvellement bâtie, entre le chemin de ronde et celui des Grand'Fontaincs (face de l'est-sud-est; et à quinze mètres du jambage de gauche de la porte cochère de la poste aux chevaux, côté du midi); il existe à environ deux mètres de profondeur le regard d'une voûte de cinq à six mètres de longueur, dans la direction sud du chemin de ronde de la porte Sannois à la porte Brault : sous cette voûte sort assez abondamment la source dont il est question, et dont les eaux sont conduites au ponceau, sous le boulevard en face du lavoir, par un petit aqueduc qu'on a construit le long du chemin sous le pied des berges des propriétés riveraines. La faculté de se servir de ce petit cours d'eau pour le faire passer chez lui a été concédée, moyennant 1,000 francs, par délibération du conseil municipal, à un M. Lecomte, propriétaire, rue de Sannois, qui avait établi des dépôts de sangsues dans son jardin.

Nos boulevards, notamment celui dont je viens de parler, sont maintenant très-beaux. Il est seulement à regretter qu'au sud-ouest ils finissent à la rue de Paradis, et ne se poursuivent pas en droite ligne jusqu'au quai dans la même direction que les anciens murs d'enceinte. Ces deux portions de remparts et fossés ont été cédées par nos aïeux aux propriétaires voisins. Le produit a servi à faire construire un presbytère que la commune a perdu en 1789. C'était la petite maison bourgeoise sise à gauche en entrant dans la ruelle de l'Église. A l'autre extrémité des dits boulevards, de la porte Butée à la rivière, on n'a pas pu ménager un chemin de ronde parce que nos ancêtres ont aussi vendu l'intérieur du rempart aux propriétaires des maisons qui l'avoisinaient. La partie qui s'étend depuis la porte *Saint-Denis* jusqu'au clos de l'hospice, y compris la tourelle qui existe toujours, et que l'on voit figurée au plan de 1610, envahie par les prédécesseurs de M. le comte de Servasca, propriétaire des deux maisons placées entre le boulevard et l'hospice, lui a été concédée par transaction le 19 mars 1775, moyennant la somme de 120 francs une fois payée, à la charge de tenir la grille de son jardin donnant sur le fossé de la ville, fermée dans le temps de la maturité du raisin et pendant la durée des vendanges. (Voir le registre des délibérations de cette époque.)

Toutes les difficultés que l'on a eues à vaincre, ainsi que toutes les démarches que l'on a été obligé de faire pour la reprise des terrains anticipés sur les fossés, pour les mouvements de terres qu'il a fallu opérer, pour le petit aqueduc dont je viens de parler; enfin toutes les courses dans le but de se procurer la quantité d'arbres nécessaires à la plantation : toutes ces difficultés vaincues, dis-je, témoignent de la persévérance de l'administration d'alors dans cette entreprise. Ses contemporains lui ont voté des remercîments; la postérité lui doit également de la reconnaissance. La meilleure part en appartient à M. Collas (Grégoire), alors maire. Étant à cette époque l'un de ses adjoints, j'ai été, plus que qui que ce soit, à même d'apprécier tout le zèle dont il a fait preuve dans la création des boulevards.

Il ne suffisait pas que nos rues eussent été pavées, il fallait que la propreté y fût entretenue. Cependant depuis leur pavage, et notamment depuis 1789 jusqu'à 1815, les habitants avaient perdu l'habitude du balayage et du nettoiement qui leur avaient été imposés par règlement de police en 1784. C'est la même administration dont je viens de parler qui a fait revivre ce règlement et qui a tenu la main à son exécution. Je conviens, cependant, qu'il ne nous a fallu que peu d'efforts pour obtenir ce retour d'obéissance aux prescriptions de police. Maintenant l'usage du balayage et du nettoiement des rues, au moins une fois la semaine, est comme passé dans les habitudes et les mœurs des habitants. Aussi, nous osons féliciter notre commune d'être l'une des mieux tenues et des plus propres des environs de Paris.

On a pratiqué successivement des ruisseaux d'écoulement et fait caillouter toutes les flaques qui avaient besoin de l'être ; de sorte qu'à présent il ne reste presque plus d'eau dans les rues.

A cette propreté des places, des rues et des quais de la commune, joignez celle des maisons, joignez-y l'agrément des boulevards de l'est et de l'ouest, celui des quais au midi, sur une belle largeur et sur une longueur assez étendue, le voisinage d'un beau quinconce, l'agrément toujours varié de la promenade le long de la rivière ; la vue dans le lointain du pont de Bezons, celle du pont d'Argenteuil, sur lequel existe une circulation incessante, et vous vous ferez avec raison cette idée qu'il n'y a aucune comparaison entre la commune d'Argenteuil, telle qu'elle est aujourd'hui, et la même commune telle qu'elle était du temps des La Houssaye, des La Martinière, et de l'abbé Lebeuf, dont j'ai déjà plusieurs fois cité les écrits.

Cependant il est à regretter que la commune n'ait pas 3 à 4,000 francs de revenus de plus. On pourrait paver plusieurs rues, établir un trottoir d'un bout à l'autre du quai de Seine, et, sinon paver, du moins macadamiser toutes les parties de ce quai, depuis et y compris le quartier de Guienne jusqu'à la rue de la *Voie-Verte*.

Il convient aussi de décrire les avantages topographiques du territoire d'Argenteuil. Une grande partie s'étend, comme en amphithéâtre, sur une longueur de 6 à 7,000 mètres de l'est à l'ouest, et sur une largeur de 2 à 3,000 mètres. Il est borné au nord par une chaîne de montagnes, ou, pour parler plus juste, de collines, de l'intérieur desquelles on a tiré et on tirera encore bien longtemps du plâtre. Ses coteaux

7.

sont garnis de vignes, autrefois bien productives et
qui ne rendaient jamais moins, bon an mal an, de
300 francs de revenu net par chaque tiers d'hectare
(ou arpent). Le bas de ses collines, autour de la ville
et sur les bords de la Seine, est planté de figuiers,
de cerisiers, de pruniers et d'autres arbres fruitiers
d'un excellent rapport, à cause de la proximité de la
capitale. Les asperges, qu'on y cultive avec beaucoup de
soin et de succès, sont aussi d'un grand produit. Le bac
d'Asnières et celui d'Argenteuil ont été remplacés par
des ponts, et, grâce aussi à celui de Bezons, les com-
munications ont été rendues bien plus faciles qu'elles
ne l'étaient autrefois. La commune est traversée par
la route départementale n° 48 ; l'ancien chemin d'Argenteuil à Sannois est devenu route annexe à la route
royale n° 14, et le chemin de Cormeilles, maintenant chemin de *grande vicinalité*, a été construit en
cinq années, à partir de 1837. La route de Sannois a
été construite la même année que le pont d'Argenteuil,
c'est-à-dire en 1832.

Enfin, le territoire est sillonné par quarante-deux
chemins vicinaux et deux cent soixante-quatre chemins ruraux et sentiers d'exploitation, tant anciens
que nouveaux, pour le passage des bêtes de somme ;
de telle sorte que l'on peut dire, à mon avis, qu'il
existe bien peu de territoires aussi riches de leur
fonds, et d'un accès aussi facile que le nôtre. Si donc

les historiens cités plus haut ont dit d'Argenteuil qu'il
était le plus beau bourg de l'Europe, alors que ce
n'était qu'un trou toujours sale et fangeux, que ne
diraient-ils pas aujourd'hui ?

Malheureusement pour ce pays on a trop planté de
vignes en France. Les bonnes routes, l'ouverture des
canaux, la liberté des mers, la navigation à la vapeur,
les chemins de fer, enfin tous les perfectionnements
apportés aux transports font que les vignes placées
sous le climat de Paris ne peuvent plus soutenir la
concurrence avec celles de tant d'autres départements,
Les vignerons d'Argenteuil n'ont plus chance de succès comme ils l'avaient avant 1815. On est mieux
nourri, mieux logé, mieux habillé aujourd'hui que du
temps de nos pères ; cependant il y a moins d'aisance
qu'autrefois. Le prix de la propriété rurale n'est pas
près d'atteindre son ancien chiffre. Aussi aujour-
d'hui, sans la ressource de la consommation de nos
vins, qui a lieu spécialement chez les débitants proches des barrières de Paris, à l'extérieur desdites, on
ne pourrait plus continuer de cultiver la vigne sur le
terroir d'Argenteuil.

Quand cette ville était, comme je l'ai décrite, sans
routes ni chemins, et que les habitants n'avaient que
des bêtes de somme, ce n'était qu'avec peine et grande
perte de temps qu'on allait faire moudre le grain à
Pontoise ; aussi avait-on des moulins à vent sur toutes

les hauteurs. J'en ai vu deux à la porte Saint-Denis,
un troisième un peu plus haut, dans le canton dit le
Moulin-des-Buchettes ; celui d'Orgemont, l'un des plus
anciens et qui existe toujours ; trois sur la montagne
de Sannois, un autre au château de Mai ; trois sur la
montagne de Cormeilles, un à Houilles, un à Bezons et un à la Grand'Tour.

J'avais vu construire trois de ces moulins, mais
depuis une dizaine d'années en voilà six que je vois
démolir. Ces machines, mues par le vent, ne peuvent
plus, non plus, soutenir la concurrence avec les moulins à eau que les bonnes routes et les moyens de
transport de chaque cultivateur semblent rapprocher
de notre localité. Si je parle de ces moulins à vent,
c'est parce que je crois que nos arrière-neveux n'en
verront plus dans ce pays.

Nous avons vu dans la notice de l'abbé Lebeuf
(pages 34 et 35) qu'en 1411, lors de la guerre des
Armagnacs et des Bourguignons, Argenteuil a eu
beaucoup à souffrir de ces guerres, ainsi qu'à une
époque plus rapprochée (1565 ou 1567), des guerres
de religion : disons quelques mots sur le sort que lui
ont fait en 1814 et 1815 les guerres de l'invasion
étrangère. Je n'ai vu nulle part, et aucune tradition ne
nous a appris qu'on se soit jamais battu dans nos environs depuis les temps cités par l'abbé Lebeuf. Pendant les guerres de la Révolution et de l'Empire nous

n'avons jamais vu d'ennemis que quelques prisonniers que l'on envoyait en Normandie par Saint-Germain. A l'époque de l'invasion de 1814 nous avons eu à loger les lanciers du 2e régiment de la garde de l'empereur Napoléon, tous Polonais. Leur présence nous a préservés des invasions des Cosaques qui étaient campés dans le bois de Boulogne, et qui commençaient à venir fourrager chez nous avant l'arrivée de ces Polonais. Comme l'occupation de 1814 n'a pas duré bien longtemps, nous n'avons point eu à souffrir du maraudage des Cosaques, ni des exigences de notre garnison qui avait d'ailleurs un service de vivres et de fourrages assuré. Mais en 1815, dix jours après la défaite de Waterloo, Montmartre et Saint-Denis ayant été mis en état de défense, les armées ennemies, pour tourner Paris par Versailles, se sont dirigées par Gonesse, Montmorency, Argenteuil, le Pecq et Versailles. L'avant-garde étant arrivée dans les fonds de Rocquencourt, rencontra quelques bataillons français qui lui opposèrent de la résistance; une affaire assez grave, où le fils (on a dit depuis le neveu) du maréchal Blücher fut tué, eut lieu en cet endroit, et les grilles de Versailles furent fermées pendant deux nuits et un jour. Cet incident suspendit la marche de la première division de l'armée prussienne, dont la tête se trouvait entre Bezons et Argenteuil. Ce corps d'armée, s'étant serré en masse au lieu même où il avait été arrêté, fournit le soir à loger plus de

40,000 hommes qui n'avaient avec eux ni vivres ni fourrages. Qu'on juge de l'embarras! On avait commencé à donner des billets de logement, mais les officiers, impatients, finirent par loger leurs soldats militairement, c'est-à-dire qu'ils les plaçaient par 10, 15 ou 20, suivant l'apparence de la façade de la maison. Il y a eu des habitants qui ont eu jusqu'à 50 hommes à loger et à nourrir.

Cependant le lendemain ce corps d'armée reprit sa marche, et l'on n'eut point à se plaindre d'exactions commises dans la nuit. Mais le deuxième, le troisième et le quatrième jour qui suivirent, tout le gros de l'armée prussienne passa par la ville (infanterie, cavalerie, artillerie, caissons, arrière-garde, traînards, etc., etc.), ensemble 150 à 200,000 hommes. Alors plus de moyens de s'entendre, ni de répondre aux nombreuses réquisitions qui nous étaient faites, non plus que de mettre de l'ordre dans les billets de logement qu'on ne demandait même plus; alors, usage de la force brutale, invasion entière par les troupes, et désertion complète par les habitants des quartiers de Guienne, de la porte Sannois, de la rue de Carême-Prenant et de la Grande-Rue jusqu'à la rue du Port. Nous eûmes à déplorer le meurtre de quatre propriétaires restés sur place; les blessures plus ou moins graves faites à coups de sabre à une vingtaine d'autres; le viol de plusieurs femmes, et le pillage complet des

maisons, dont les habitants s'étaient réfugiés où ils
avaient pu, dans l'intérieur de la ville. Une douzaine
de ménages de ces quartiers s'étaient retirés et campés chez moi; ils y trouvèrent sûreté et protection,
grâce à la circonstance suivante : Le quatrième jour
de l'occupation, un général anglais, commandant 2 à
3,000 hommes et chargé de jeter un pont de bateaux
à la chaussée du bac, vint se loger chez moi militairement. Je n'eus point à me plaindre des procédés de
mon hôte ni de ceux de sa suite, formant une escorte
de 40 hommes, composée de soldats, de cuisiniers, de
palefreniers, etc. Ce général étant venu lui-même me
chercher à la mairie, où j'étais depuis quatre jours et
quatre nuits sans avoir pu rentrer chez moi, j'y ren-
trai enfin, et je me couchai dans mon lit, où je dormis
bien, ce dont j'avais grand besoin.

Deux jours après, le pont ayant été jeté, les Anglais
passèrent dessus et s'en allèrent : un poste de troupes
Brunswick ayant été placé pour garder le pont, le lieutenant, chef du poste, demanda à remplacer dans son
logement le général anglais. Je l'ai gardé plusieurs
mois. C'est ce qui m'a épargné le désagrément d'avoir
à loger des Prussiens, qui n'étaient pas gens faciles
à contenter. Argenteuil, devenu à cette époque ville
de passage, a été plus particulièrement occupé par
les Anglais, dont on n'a point eu à se plaindre, non
plus que des Prussiens quand ils marchaient en corps,

ce qui a duré jusqu'au mois d'octobre. Ces troupes suivaient toujours par Versailles pour se rendre à Paris. Mais quand c'étaient de petits détachements commandés par des sous-officiers, ils se permettaient le maraudage et des vexations de tout genre que les Anglais blâmaient, mais qu'ils ne pouvaient empêcher. Enfin le traité du 25 novembre 1815 fut signé; les alliés commencèrent leur retraite, et, le 25 décembre, jour de Noël, nous vîmes partir le reste des troupes anglaises, ainsi qu'un train d'équipages belges que nous avions aussi, et qui était sous leur commandement.

Quoique l'invasion ait coûté à la ville d'Argenteuil la perte de quatre de ses habitants; malgré les blessures de quelques autres et le déshonneur apporté dans quelques familles; bien que plusieurs maisons aient été livrées au pillage et entièrement dévastées; que bon nombre de chevaux et de charrettes aient été perdus, et que la ville ait eu à supporter sa part dans les charges de guerre imposées au département, c'est-à-dire 25 francs pour cent à ajouter aux contributions pendant quatre ans; cependant on remarqua au printemps de 1816 un sentiment de bien-être très-sensible dans la commune. Il était dû sans doute : 1° à l'abondance et à la qualité de la récolte (dix-sept à dix-huit pièces l'arpent, en vin comparable à celui de 1811); 2° aux indemnités accordées aux villes qui, comme la nôtre, avaient eu soin de faire constater les réquisitions, fournitures et dégâts supportés; 3° enfin à la retraite des troupes étrangères, et à la liberté dont on commençait à jouir.

Après avoir parlé des guerres, l'abbé Lebeuf énumère ce qui était relatif au temporel de la justice, dont les appels étaient du ressort du parlement de Paris. Voici comment était composé le tribunal d'Argenteuil jusqu'à la loi des 16-24 août 1790.

Le bailly.

Le greffier.

Le procureur fiscal.

Quatre procureurs.

Deux huissiers.

Deux sergents de ville.

Le bailly rendait la justice au nom des religieux Bénédictins qui étaient les seigneurs du lieu. Son traitement fixe était de douze livres par an. Le procureur fiscal était chargé de la police de la ville, qu'il faisait lui-même ou qu'il faisait faire par ses sergents. Il remplissait les fonctions du ministère public aux audiences. Son traitement était de six livres cinq sous par an. Le greffier était en même temps notaire ou *tabellion* pour recevoir les actes contractés par les particuliers. Jusqu'en l'année 1778, il n'y avait jamais eu à Argenteuil d'autre notaire que le tabellion. Ce tabellionnage se louait par bail de six, neuf ou douze années. Il suffisait d'être établi, de justifier d'un certificat de bonnes vie et mœurs, de n'avoir jamais été condamné à aucune amende de police, et de savoir bien lire et écrire pour être admis à enchérir. En 1713, le greffe-tabellion fut loué à Coquelin, qui était mercier-épicier et marchand de vin, moyennant 350 livres. Sur l'état des revenus de la communauté des Bénédictins de l'année 1716, le produit du dit tabellionnage est porté à 425 livres (voir aux archives du département, liasse no 1er, première pièce des titres des religieux Bénédictins d'Argenteuil).

Je ne sais jusqu'à quel point le bailly pouvait juger sans appel dans les causes civiles, non plus que jusqu'à quel taux avec appel, ni jusqu'à quelles peines pécuniaires ou afflictives il pouvait condamner ; mais ce que nous savons, c'est que dans ces temps, les criminels étaient exécutés sur le lieu même du délit.

C'est ainsi qu'en 1771, un nommé Lenaut, vigneron, demeurant rue de la Dîme, depuis rue de la Liberté, ayant tué d'un coup de pistolet, sciemment et à dessein, son beau-frère, fut condamné à être rompu vif sur la place de l'Église, ce qui fut exécuté un an après. En 1782, une nommée Marie Malet, femme adonnée à la boisson et que j'ai bien connue, fut fouettée et marquée sur la même place de l'Église, pour un simple maraudage de regain de figues presque sans aucune valeur. Ce qui annonce que les seigneurs étaient hauts justiciers, c'est qu'il y avait à la porte de l'ancienne geôle, alors place de l'Abbaye, vis-à-vis la rue des Saints-Pères, un poteau scellé, de 2 mètres de hauteur environ et de 18 à 20 centimètres d'équarrissage, où était attachée une assez forte chaîne à laquelle pendait un fort collier de fer, qu'on appelait le *carcan*, à l'aide duquel on attachait debout, pour être exposés aux regards du public, les auteurs de certains délits qui sont maintenant du ressort de la police correctionnelle.

L'abbé Lebeuf parle (page 37) d'une Maison-Dieu, qui aurait existé à Argenteuil dans le XIVe siècle. Je suis complétement de son avis, et je pense qu'il en existait une, même avant ce siècle ; j'en parlerai en faisant l'histoire de l'établissement qui existe aujourd'hui.

Quant à ce qui concerne le couvent des Bernardines qui existait sur l'emplacement du fief Robiolles ou des Lombards, il ne nous reste rien à en dire, sinon qu'il a été vendu à divers acquéreurs et démoli en 1748 et 1749. A l'égard de celui des Ursulines, ce monastère existait rue de Pontoise et comprenait en façade, sur toute l'étendue de cette rue, l'emplacement des maisons à droite, depuis la septième jusqu'à la quatorzième inclusivement ; le jardin s'étendait au nord jusqu'à la rue de Buant dans les deux tiers de sa lon-

gueur, et en retour jusqu'à la moitié à peu près de la
rue de Brault, y compris la petite maison qui est seule
au milieu de cette rue, et qui faisait partie de la buanderie. Les bâtiments qui servaient à l'habitation des
religieuses ont été démolis en l'an VII et VIII de la république (1799, 1800), mais l'église, qui était presque
neuve, ne l'a été que plus de vingt ans après. En 1815,
elle a servi de magasin à fourrages.

Toute cette propriété était d'une grande valeur intrin-
sèque à cause de sa position au milieu de la ville, et de
l'étendue des bâtiments dont un servait d'école de charité et donnait sur la Grande-Rue. Cependant, lors de
la mise en vente par voie d'adjudication, cette propriété n'avait pas trouvé d'acquéreur. Elle fut soumis-
sionnée du temps du Directoire exécutif (1796 et 1797)
et donnée en assignats pour à peu près la valeur en
argent des contributions qu'elle paye aujourd'hui,
peut-être moins encore.

A la page 42 de notre extrait de l'ouvrage de l'abbé
Lebeuf, il est dit que le vignoble d'Argenteuil est
grand, que le vin en est estimé et qu'on aurait soutenu dans une thèse que nos vins devaient avoir la préférence sur ceux de la Bourgogne et de la Champagne.

Cette assertion, qui aujourd'hui pourrait paraître
contraire aux faits, a pu être soutenue en d'autres
temps ; car avant l'usage de la gadoue, il y avait beau-

coup moins de vignes qu'il n'en existe aujourd'hui; tous les terrains humides, glaiseux ou trop calcaires, n'étaient sans doute pas plantés; il n'y avait donc que les terres à vignes proprement dites consacrées à cette culture. Or, dans les temps dont parle l'abbé Lebeuf, on tenait plus à la qualité qu'à la quantité. Les plants étaient alors des *meuniers*, des *méliers*, des *morillons* noirs et gris, qui sont tous très-hâtifs et dont le raisin est plus sucré, mais qui rapportent moins que les autres plants. Le *gamet* noir, qui rapporte le plus aujourd'hui, n'était pas connu alors; son introduction ne date que de la fin du xviie siècle. Elle est due au nommé Simon Defresne, aïeul de ma grand'mère maternelle, qui, ayant été soldat milicien en garnison dans la Bourgogne, y retourna exprès, après l'expiration de son temps de service, pour en rapporter du plant. (Tradition de mon père, de ma mère et d'autres parents.) Quoi qu'il en soit, il me semble que la qualité de nos vins n'a jamais pu être avantageusement comparée avec celle des vins de Bourgogne et de Champagne, si ce n'est avec celle des crus les plus inférieurs de ces provinces.

On lit dans les cartulaires de Philippe-Auguste que ce prince fit présent en l'an 1215 à Guérin, évêque de Senlis, son chancelier, d'un champ de vignes qu'il possédait sur le territoire d'Argenteuil. Je ne sais où pouvait-être cette vigne, mais, comme il existe sur notre

territoire, côté d'Epinay, près le treillage dit les *Dé-
serts*, un canton qui se nomme Champ-Guérin, dont le
sol est très-propre à la vigne, ne pourrait-on pas croire
que les vignes données par Philippe-Auguste étaient
dans ce canton, qui aura peut-être pris ensuite le nom
de son principal propriétaire? D'ailleurs, nous avons
plusieurs familles très-anciennes dans la commune, du
nom de Guérin. Elles pourraient bien descendre de
celle de l'évêque de Senlis, que l'on peut supposer raisonnablement être natif d'Argenteuil, ainsi qu'on verra
qu'il en est, de M. l'abbé Cottret. L'abbé Lebeuf, après
avoir encore cité à l'appui de l'opinion favorable qu'il
exprime sur les vignes d'Argenteuil un legs de cette
nature, parle des insectes qui gâtaient la vigne, notamment en 1762. Ce fait mérite effectivement une
mention toute particulière, aussi en ai-je fait l'objet
d'un travail spécial qu'on trouvera plus loin.

L'abbé Lebeuf nous a cité les noms de trois ecclésiastiques nés à Argenteuil et devenus curés de cette
paroisse. A cette occasion, je crois devoir aussi citer
les noms de quelques hommes de notre commune
qui ont rempli des fonctions importantes soit dans
l'ordre ecclésiastique, soit dans l'ordre civil, soit
enfin dans le militaire. Depuis M. Guérard Dumontier,
curé de 1746 à 1764, le premier que je trouve est un
membre de ma famille maternelle, M. Cloud Chevillard, religieux de l'ordre des frères Rédempteurs de la

Merci, lequel a été pendant longtemps et jusqu'à la Révolution de 1789, vicaire général de toutes les communautés de cet ordre résidentes en France. En 1778 et en 1784, il est allé, lui troisième de son ordre, dans l'État d'Alger, aujourd'hui l'Algérie, racheter les Français qui y étaient retenus captifs.

Le second est M. Pierre-Marie Cottret, quatrième fils d'un vigneron demeurant alors rue de Pontoise, en face de l'ancien couvent des Ursulines. Il écrivit assez longtemps dans la *Gazette de France* en qualité de rédacteur. Il fut successivement curé de Sannois et de Boissy-Saint-Léger, puis chanoine de Notre-Dame de Paris, conclaviste de M. de Clermont-Tonnerre, ensuite évêque de Caryste (*in partibus infidelium*), enfin évêque de Beauvais, où il est mort en l'année 1841 âgé de 73 ou 74 ans après avoir occupé ce siége pendant trois ou quatre ans.

Le troisième M. Louis-Olivier Chevillard, mon oncle né à Argenteuil en 1764, prêtre en 1788, licencié en théologie, curé de Sarcelles pendant vingt-cinq à trente ans, a résigné sa cure, en 1834, après quarante-six ans de ministère dans la même paroisse. Il avait refusé d'être grand vicaire du cardinal de La Fare, archevêque de Sens, préférant, malgré l'éminence de ses talents, une humble et modeste retraite à Villiers-le-Bel, qu'il ne quitta que pour aller se reposer éternellement au milieu de son ancien troupeau.

Dans l'ordre civil, M. Étienne Chevalier, jeune frère de mon père, qui a été de 1789 à 1791 député aux états généraux devenus ensuite l'assemblée constituante. Il fut, depuis, le second maire de la commune.

M. Jean-Jacques Collas a été, en 1789 le premier maire de la commune d'Argenteuil, en remplacement de l'ancien syndic, puis en 1791 il fut nommé député à l'assemblée législative, qui fut remplacée par la convention en 1792.

M. Denis Roy, vigneron, nommé juge de paix, puis député à la convention nationale, de 1792 à 1795 (an I, II, III et IV de la République).

M. Gillet, ancien receveur au bailliage d'Argenteuil, étant accusateur public (aujourd'hui procureur du roi) à Versailles, fut nommé membre du conseil des cinq cents, puis tribun du peuple, et enfin maître des requêtes à la cour des comptes. Il est décédé dans l'exercice de cette fonction.

Dans la carrière militaire, M. Martinet, enfant d'Argenteuil, mérite aussi d'être cité. Devenu chef de bataillon et officier de la Légion d'Honneur, il est mort le 12 juin 1834 à l'âge de 60 ans [1].

[1] Le nom Chevalier est signalé dès le xv siècle dans les archives des religieux Bénédictins d'Argenteuil. J'y ai vu (liasse n° 2) que, le 5 novembre 1434, les religieux de Chalis ont donné à Zelsaumin Chevalier vingt-huit carreaux de terre, lieu dit Chaillouer (aujourd'hui Chaillois) à titre de chef, cens et

Quelques jeunes gens, et en particulier, mon frère aîné Jean-Pierre Chevalier, sont parvenus au grade de capitaine, quelques autres ont obtenu la décoration de la Légion d'Honneur.

Maires depuis la Constitution de l'an VIII (1800) :

M. Jean-Baptiste Dulong, pendant trois périodes quinquennales.

M. Jean-Antoine Collas, pendant les cinq ou six premiers mois de 1815.

M. Jean-Grégoire Collas, de 1815 à 1821. Membre de la Légion d'Honneur.

rentes, moyennant deux deniers parisis de chef, cens et deux sous parisis de rente, et que, le 20 août 1448, le nommé Jean Potheron, accompagné de Jean Chevalier, son parrain et son tuteur, a rendu à Guillaume Guillemière, Prieur d'Argenteuil, foi, hommage et aveu pour raison d'une sergentine, fief consistant en une pièce de quatre arpents de terre au lieu dit le *Tronc* que tenait ledit Potheron.

Mais le plus ancien de nos registres de l'état civil à Argenteuil ne date que de 1597.

J'y ai trouvé Guillaume Chevalier, né le 26 février 1618, fils de Claude Chevalier et de Delisain Duni, marié à Jeanne Roberge.

De ce mariage est né, le 30 mai 1640, Mathurin Chevalier, marié à Louise Mothron, décédé le 15 août 1698, et sa femme, le 8 avril 1703.

Leur fils, Étienne Chevalier, né le 8 septembre 1672, est mon bisaïeul.

8

M. Jean-Charles Maingot, de 1821 à 1826.

M. Hyacinthe Bernier, de 1826 à 1831.

M. Isidore Récappé, du 11 décembre 1831 au 29 avril 1835.

M. Maurice Beringier, du 29 avril 1835 au 26 novembre 1835.

M. Louis Olivier Dubaut, du 20 juin 1836 au 8 mai 1842.

M. Charles-Borromée Touzelin, du 8 mai 1842 au 7 septembre 1843.

M. Etienne-Olivier Chevalier, du 7 septembre 1843 au 25 mai 1847, et depuis le mois d'octobre 1847 jusqu'au 11 mars 1848. Membre de la Légion d'Honneur.

M. Jean-Jacques Collas, du 11 mars 1848 au 12 septembre 1848.

M. Recappé, du 12 septembre 1848 au 24 juin 1851. Officier de la Légion d'Honneur.

Et M. Charles-Borromée Touzelin, nommé maire pour la seconde fois le 24 juin 1851; il faut espérer dans l'intérêt de la commune qu'il continuera à l'être longtemps.

J'ai cru devoir faire connaître ici divers faits qui appartiennent à mon sujet d'une manière plus ou moins directe et que j'ai recueillis dans les vingt-six liasses formant la collection des anciens titres et registres de la comptabilité des religieux Bénédictins. La huitième de ces liasses est presque entièrement consacrée à la Sainte Robe. J'y ai vu qu'en plusieurs occasions on renvoie au registre des événements et faits mémorables arrivés en la paroisse d'Argenteuil. Ce registre, que j'ai demandé, a dû être tenu pendant quatre ou cinq cents ans, mais je pense qu'il a disparu au moment du déménagement du couvent des Bénédictins d'Argenteuil, soustrait, à cause de son importance, ou par une main amie, ou par un incrédule, désireux de détruire les faits miraculeux qu'il contenait. On trouve également dans les dites archives les titres et les papiers de l'ancien couvent des Augustins déchaussés et de celui des Ursulines. La plupart de tous ces titres sont d'une écriture très-ancienne, tant en latin qu'en vieux français, et illisibles pour les gens peu lettrés. Heureusement que, pour les titres des Bénédictins seulement, il y a une note explicative du contenu de chaque pièce. J'ai consacré cinq vacations de chacune quatre ou cinq heures à la lecture de ces notes, et, excepté pour ce qui concerne la Sainte Robe, où se trouvent des bulles des papes des xIe et xIIe siècles, je n'ai pas trouvé grand' chose de bien intéressant pour la commune. Cette recherche m'a pourtant fourni la preuve qu'il existait depuis bien longtemps un établissement de charité, une maison et un maître de charités.

Indépendamment des citations que j'ai déjà pu faire

et de celles que je réserve pour ma notice sur l'hospice, voici la note de tout ce que j'ai cru devoir recueillir, comme ayant quelques rapports avec mon ouvrage et pouvant ainsi piquer la curiosité de certains lecteurs.

Dans la liasse n° 1ᵉʳ existe une charte de Suger, abbé de Saint-Denis, au xııᵉ siècle, contemporain et ami de saint Bernard, par laquelle il fonde une messe des défunts dans toute la dépendance de l'abbaye de Saint-Denis, parce que, est-il dit, c'est cet abbé qui a restauré le couvent des Bénédictins d'Argenteuil, et qui a obtenu du pape Honoré II et du roi Louis VI, qu'il fût restitué au profit de la dite abbaye, après avoir été *aliéné* et *profané*, l'espace de 300 ans, *par la légèreté désordonnée de certaines religieuses* (sic).

Même liasse, n° 1ᵉʳ, on lit une charte donnée par le roi Childebert en 697. Ce roi donne aux religieux Bénédictins une forêt dite le bois de Cormeilles et le bois de Mont-Féron, près le château de May (Montagne de Franconville près de l'Ermitage).

Dans la liasse n° 8, relative à la Sainte Robe, on trouve une petite liasse contenant beaucoup de notes pour des redevances au profit des charités d'Argenteuil des années 1266, 1271, 1283, 1297, 1301, et 1303, d'où il faut conclure qu'il y avait déjà dans ces temps un établissement de charité.

Dans la même liasse, n° 4, année 1195, donation de

cinq sous de rente par l'aumônier de Saint-Denis aux charités d'Argenteuil à la charge de faire dire, tous les ans, après sa mort, le jour de Saint-Jean-Baptiste, son patron, une messe d'anniversaire.

Liasse n° 1er, cahier dit des donations, folio 3, n° 13, année 1272, une donation faite par Thomas dit de Moliac au monastère d'Argenteuil de deux maisons au lieu dit Richebord, tenant d'un côté à la maison des Charités d'Argenteuil. (Je crois que cette rue est aujourd'hui celle de l'Hôtel-Dieu.)

Même liasse, n°.... année 1271, vente d'une maison rue Zacharie, à la charge de cinq sous de droits dus aux charités d'Argenteuil.

Même liasse, n° 4, acte en date de 1303, du lundi d'avant les *Brandons* (premier lundi de Carême), par lequel Pierre Le Petit et sa femme vendent une île près d'Epinay aux charités d'Argenteuil. Dans ce siècle il y a encore beaucoup de reconnaissances de rentes au profit des charités d'Argenteuil.

Même liasse, n°.... année 1315, le samedi veille de Pâques Fleuries, vente faite par Pierre Regnard, moyennant le prix de cinquante sous *parisis* [1], d'une maison

---

[1] *Parisis*, épithète par laquelle on distinguait la monnaie qui se frappait à Paris (sou parisis, livre parisis), et qui était plus forte que celle qu'on frappait à Tours.

En France, il y avait la livre tournois, originairement frappée à Tours, et la livre *parisis* frappée à Paris. Toutes deux se di-

dite la ruelle aux Prêtres, aujourd'hui ruelle de l'Église, chargée de dix sous de rente due aux charités d'Argenteuil.

Même liasse, n°.... le 9 décembre 1396, titre nouvel de vingt sous de rente à prendre sur une maison rue l'Evêque, sise en face de l'église Saint-Pierre, et sur un étal de boucher assis aux boucheries d'Argenteuil, rue des Boucheries à côté de celle des Saints-Pères, faisant suite à celle dite de la Chaussée.

Cette désignation fait voir que les boucheries étaient réunies à côté les unes des autres, comme il est encore en usage dans certaines villes, et que, la rue des Boucheries étant éloignée du centre de la commune, on doit en conclure que dans les temps primitifs, c'est-à-dire il y a six à sept cents ans, la plus forte partie de la population était dans le quartier sud-ouest de la ville.

Même liasse. Le 27 octobre 1457, une vente par le doyen de l'église collégiale de Saint-Thomas du Louvre, au prieur d'Argenteuil, d'une maison sise rue aux *Chérons* (charrons) moyennant 14 livres parisis[1]. Cette rue est celle de la Corne réunie à celle de l'Hôtel-Dieu.

Liasse n° 1er du 27 juin 1466. Acte d'une donation faite par Guillaume Guillemère de trois cents livres en

visaient en 20 sous, et chaque sou en 12 deniers ; mais la livre parisis, plus forte que la livre tournois, valait 25 sous tournois. Cette livre fut supprimée par Louis XIV, et la livre tournois eut seule cours ; elle est un peu plus faible que le franc actuel, écus d'or, pour acheter un fonds à l'avantage de l'office des charités d'Argenteuil, moyennant l'obligation d'un service solennel, tous les ans à l'anniversaire de sa mort.

Liasse nº 8, du 5 novembre 1583, lettres patentes du roi Henri III, qui ordonne de délivrer une coupe de dix arpents de bois futaie, dans la forêt de Montargis, pour aider à réparer les dégradations faites à l'église des religieux Bénédictins. A défaut de fonds, ces réparations commencées en 1560 ont duré jusqu'en 1600. En 1583 il y a été employé cinquante mille tuiles.

Même liasse du 15 juin 1584. Arrêt du Parlement qui ordonne qu'il sera fait un procès-verbal de visite

dont la valeur fixée par la loi est de 98 c. 76. 81 livres tournois font 80 francs.

Le sou tournois valait 12 *deniers*, et le sou parisis 15.

Le sou était, comme maintenant, une monnaie de cuivre.

Denier, petite pièce de monnaie dont la valeur a varié selon les lieux et les temps. Introduit par les Romains dans les Gaules, le denier contenait de 21 à 30 grains d'argent sous les rois des deux premières races ; mais peu à peu il diminua de valeur par une addition de cuivre de plus en plus forte, et finit par perdre toute valeur même comme monnaie de cuivre. Les premiers deniers de cuivre furent frappés sous Philippe I.

On trouve souvent aussi le nom de *denier* appliqué à une monnaie d'or, sous les rois de la troisième race. Il est alors synonyme de *florin*, nom donné vulgairement en France à toutes les monnaies d'or parce qu'elles portaient une fleur de lis.

des réparations à faire à l'église brûlée, pour être ensuite ordonné ce que de raison.

Même liasse. Un état de ce qui a été cassé et brisé par la chute du clocher, le ... avril 1699.

Toujours même liasse, n° 8, se trouve un abrégé de l'histoire du monastère royal de Saint-Denis, d'Argenteuil, et de la Sainte Robe de Notre-Seigneur Jésus-Christ ; plus un registre des miracles dont les premières inscriptions sont d'une écriture très-ancienne en latin et en français du temps (je n'ai pu lire que depuis 1620 ou environ).

Sous la date du 16 mai 1529 est un procès-verbal constatant que la Sainte Robe a été portée processionnellement d'Argenteuil à Saint-Denis, et qu'elle a été reconduite par le Chapitre jusqu'au bout de la rue de l'Étrée, ainsi qu'il est raconté par l'abbé Lebeuf. Cette rue, ainsi nommée autrefois à Saint-Denis, est maintenant la rue Compoise, jusqu'à la prison, un peu avant la place. Cette procession, dit le procès-verbal, était composée de tout le clergé des paroisses d'Argenteuil, de Bezons, de Houilles, de Sannois et d'Épinay, ainsi que d'un très-grand concours d'habitants de toutes les communes environnantes.

En 1680, la duchesse de Guise fait don d'une châsse en vermeil pour la Sainte Robe. La translation s'est faite le 22 octobre de ladite année. Mais comme cette châsse était d'un très-grand prix, elle a été voiée. Les voleurs ont cependant respecté la sainte relique, qu'ils ont déposée sur le maître-autel. Ils n'ont jamais été connus.

Un manuscrit de l'office de la Sainte Robe existe dans cette liasse de papiers, ainsi qu'une petite liasse intitulée : Pièces sur les preuves de l'histoire de la Sainte Robe, et de très-anciennes bulles, scellées avec de gros cachets de cire verte, etc., etc.

On trouve aussi dans cette liasse plusieurs priviléges du Roi pour l'impression de l'histoire de la Sainte-Robe, en date de 1669, 18 mai 1724, 15 décembre 1730, 4 février 1746, et 20 avril 1768. J'ai trouvé encore un écrit qui constate que le 15 mai 1696, la communauté de Saint-Germain-des-Prés a accordé au prieuré d'Argenteuil un morceau de la vraie croix, pour être mis dans la petite croix au-dessus de la châsse de la Sainte Robe.

Voyons maintenant quels étaient les revenus du prieuré d'Argenteuil; non qu'il y ait beaucoup d'intérêt à savoir comment étaient composés les revenus d'un établissement qui n'existe plus; mais parce qu'il est assez curieux de connaître la nature de ces revenus des religieux Bénédictins, alors seigneurs d'Argenteuil (de 1712 à 1716).

Une ferme à l'Yonne, près de Montereau, louée.. . 3,000 liv.
Un moulin à eau, à Meulan. 300
Tout le Marais loué au célèbre Bossuet. 850

Le tabellionnage, y compris le greffe, loué en 1712, 350 fr.; en 1716, 425; en 1741, 850; soit en dernier lieu, et depuis l'institution d'un notaire royal. . . . . 300 liv.

Le droit de courtage et jaugeage à 6 sous la pièce de vin, imposé dans les communes de Sartrouville et d'Argenteuil, affermé en 1716 à. 2,030

Les droits de voirie d'Argenteuil et de Sartrouville loués en 1706, 260; en 1716. 230

Le droit de dépôt et comptage des marchandises sur le port d'Argenteuil, c'est-à-dire sur la petite place qui, il y a quelques années, se trouvait au bas de la rue de l'Hôtel-Dieu, au sud de la maison dite la Seigneurie, dont la partie est, qui formait équerre, et aboutissait à l'alignement actuel du quai, a été démolie. 36

Le droit de pêche dans le bras de la petite rivière, depuis le ru de Bicheret jusqu'à la fontaine Ragaru. 30

La dîme de Sannois, affermée en 1716 à. . . . 75

Moitié de la dîme de Saint-Ladre, l'autre moitié à l'hospice d'Argenteuil, louée 160 fr. 80

Moitié de celle de Saint-Marc, terroir de Franconville, année 1716. 100

Le moulin de Bicheret, vendu à Toussaint de La Place, moyennant une rente annuelle de. . . . 60

Vingt arpents, ou environ, de terre de labour sur le terroir d'Argenteuil, loués, en 1716, à raison de 13 fr. l'arpent. 260

Un moulin à vent existant alors à l'endroit dit la *Petite-Tour*, près du canton de Perrouset, loué. . 24

Quatre arpents de vignes, terroir d'Argenteuil, lieu
   dit *Morinval*, loués en 1716 . . . .   50 liv.
En outre, les religieux faisaient valoir dix arpents environ de terres et vignes, lieu dit le *Clos-l'Abbé*
   (aujourd'hui le *Clos* seulement) et six arpents, lieu
   dit Perrouset, provenant d'un nommé Dawedouin,
   achetés le 19 mars 1670, moyennant 4,200 fr., et
   donnés immédiatement à rente pour 200 fr. seulement. Le tout estimé d'un revenu, ensemble.. .   300

   Ils avaient aussi, suivant le registre que j'ai parcouru, 250
à 300 parties de redevances sur particuliers, tels que cens et
rentes, etc., toutes faibles sommes, depuis 2 sous jusqu'à 5 ou
6 fr., et qui dataient de quatre ou cinq cents ans. C'est dans
ce registre que j'ai trouvé que la rue de Pontoise s'appelait,
il y a trois ou quatre cents ans, la rue des *Demoiselles*.

   Comme c'est plus particulièrement pour mes concitoyens que j'ai réuni tous les renseignements qui com-
posent cette notice, j'imagine qu'ils me sauront gré
d'avoir ajouté ici ceux qui ont rapport à la date de
l'ouverture des vendanges, à la quantité et à la qualité
du vin, ainsi qu'à ce que j'ai pu observer sur la pyrale.
Je me suis servi, pour ce qui regarde les vendanges,
de la chronique laissée sur ce sujet par le sieur Valentin Gagnon depuis 1748 jusqu'en 1793.

   Les vendanges ont eu lieu :
En 1748, le 25 septembre. Point d'hiver; vin très-bon.
   1749,   »   Bon vin, mais très-peu; du 5 juin
     au 10 août il n'est pas tombé de pluie.

1750, (non qualifiée).

1751, (non qualifiée).

1752, 10 octobre. Beaucoup de vin.

1753, 24 septembre. Très-bon vin ; on attend de la pluie, il n'en vient pas.

1754, le 7 octobre. Vin de médiocre qualité; il n'y a pas d'eau en rivière.

1755, 22 septembre. Médiocre ; le 15 juillet on a vu du raisin dans les champs.

1756, 11 octobre. Mauvais vin.

1757, 3 octobre. Très-bon vin.

1758, 25 septembre. Bon vin ; il y a des vers dans les vignes.

1759, 24 septembre. Bon vin ; il ne vaut que de 30 à 36 fr. le muid.

1760, 25 septembre. Beaucoup de très-bon vin.

1761, 23 septembre. Raisin pourri ; vin vert.

1762, 13 septembre. Très-bon vin.

1763, 10 octobre. Raisin vert ; très-mauvais vin.

1764, 1er octobre. Bon vin.

1765, 23 septembre. Bon vin.

1766, 6 octobre. Assez bon vin.

1767, 19 octobre. Peu de vin, mauvais; il vaut 80 fr.; chaud.

1768, 5 octobre. Peu de vin; qualité médiocre ; se vend cher.

1769, 2 octobre. Encore qualité médiocre ; cher.

1770, 15 octobre. Bon vin; peu et bien cher.

1771, 7 octobre. Peu, médiocre; il se vend 130 fr. la pièce.

1772, 30 septembre. Médiocre ; beaucoup de raisin pourri.

1773, 11 octobre. Médiocre ; toujours cher.

En 1774, 6 octobre. Mauvais vin.

    1775, 25 septembre. Grande année et bon vin.

    1776, 7 octobre. Beaucoup de vin; bien mauvais; très-vert.

    1777, 13 octobre. Bon vin.

    1778, 28 septembre. Bon vin; moyenne année.

    1779, 27 septembre. Bon vin et beaucoup; on a vendangé deux semaines sans pluie; beau temps pendant toute la durée des vendanges.

    1780, 25 septembre. Bon vin, et en abondance.

    1781, 10 septembre. Grande quantité de très-bon vin; on ne sait où le mettre.

    1782, 7 octobre. Mauvais vin; il fait froid comme en hiver [1].

    1783, 15 septembre. Bon vin, mais petite récolte.

    1784, 13 septembre. Peu de vin, mais bon; grandes chaleurs; il y a des marchands de coco dans les champs.

    1785, 22 septembre. Jamais on n'a vu autant de raisin; on a vendangé durant deux semaines; il a plu tous les jours. Vin bien mauvais; il ne vaut que 15 fr. la pièce.

    1786, 28 septembre. Assez bon vin, mais il y en a peu [2].

    1787, 10 octobre. Peu de mauvais vin.

    1788, 15 septembre. Grande année; beaucoup de très-bon vin.

    1789, 5 octobre. Vin de médiocre qualité.

    1790, 29 septembre. Bon vin; se vend bien cher.

    1791, 26 septembre. Bon vin et toujours cher.

[1] Commencement de l'usage de la gadoue par M. Noblet, plâtrier.

[2] Les adversaires de l'usage de la gadoue sont convaincus que cet engrais remplacera le fumier de vaches.

9

En 1792, 8 octobre. Peu de vin ; mauvais et bien cher.

1793, 30 septembre. Médiocre qualité (plus d'argent).

1794, 11 septembre. Assez bon vin ; on fait des échanges
pour du blé.

Sur cette série de 45 années, on voit qu'il y a eu 24
années de bon vin, 11 de médiocre, et 10 de vin de mauvaise qualité. 2 années ne sont point qualifiées.

On reconnaît aussi que sur 44 récoltes, 24 ont été
faites dans le mois de septembre, 20 dans celui d'octobre ; la vendange la plus hâtive est celle du 10 septembre 1781 ; la plus tardive, du 19 octobre 1767.

Voici maintenant la seconde série d'ouverture des
vendanges depuis 1795 jusqu'à 1843, dont j'ai fait le
relevé dans les registres de la commune :

13 vendémiaire,	an IV	correspondant au	5	octobre	1795.
13 »	an V	»	6	»	1796.
4 »	an VI	»	27	septembre	1797.
22 »	an VII	»	15	octobre	1798.
22 »	an VIII	»	16	»	1799.
3 »	an IX	»	26	septembre	1800.
6 »	an X	»	29	»	1801.
3e jour supplém.	an XI	»	20	»	1802.
6 vendémiaire,	an XII, bon vin peu.		29	»	1804.
5 »	an XIII	»	27	»	1805.

REPRISE DU CALENDRIER GRÉGORIEN.

En 1806, 18 septembre.

1807, 17 septembre.

En 1808, 22 septembre. Le jeudi.

1809, 2 octobre. 15 à 18 pièces l'arpent; prix 40 à 45 fr.

1810, 1er octobre. 18 à 20 pièces; vaut 40 à 45 fr.; vin vert.

1811, 16 septembre, année dite de la comète; très-bon vin; 18 à 20 pièces, 36 fr.

1812, 5 octobre. 11 à 12 pièces; 50 fr.

1813, 4 octobre. 8 pièces; monte à 80 fr.

1814, 5 octobre. Qualité médiocre.

1815, 25 septembre. Excellent vin : 17 à 18 pièces; prix, sortant de la cuve, 85 fr.; vaut l'année suivante 150 fr.

1816, 23 octobre. 4 pièces l'arpent; vert; il est surnommé *tord-boyaux*.

1817, 9 octobre. 8 à 9 pièces; surnommé *casse-poitrine* : 72 fr.

1818, 21 septembre. Très-bon vin; 20 pièces l'arpent; 50 fr. la pièce.

1819, 20 septembre. 24 pièces; vendu, en 1820, 50 fr.

1820, 2 octobre. Mauvais vin; 9 à 10 pièces.

1821, 15 octobre. Vignes gelées l'hiver, et au printemps, le 28 mai. 3 pièces et demie; mauvais vin; 200 fr. de perte par arpent.

1822, 2 septembre. Bien bon vin; 13 pièces l'arpent; prix 50 fr.

1823, 6 octobre. Mauvais vin; 16 pièces; 40 fr.

1824, 11 octobre. 11 à 12 pièces; mauvais; 40 fr.

1825, 15 septembre. Vin bien rouge, épais, résineux; ne s'est pas conservé.

1826, 21 septembre. Médiocre pour la quantité et la qualité.

1827, 24 septembre.   Idem.

1828, 25 septembre. Un peu meilleur.

En 1829, 1er octobre. Médiocre encore.

1830, 27 septembre. Les vers rouges ont tout mangé ; 1 à
2 pièces l'arpent.

1831, 22 septembre. Année médiocre en tout.

1832, 4 octobre.   Idem.

1833, 19 septembre. Meilleur, sans être très-bon.

1834, 10 septembre. Bon vin par toute la France.

1835, 28 septembre. Vers blancs nommés *pyrales* de la vigne.

1836, 26 septembre. Peu de récolte ; progrès effrayant de
la pyrale.

1837, 9 octobre. Peu, assez bon ; toujours de la pyrale.

1838, 11 octobre.   Idem ;   id.

1839, 26 septembre. La pyrale commence à disparaître.

1840, 17 septembre. Beaucoup moins de pyrale ; médiocre
qualité.

1841, 27 septembre. Encore un peu de pyrale ; bonne
récolte.

1842, 15 septembre. Récolte 15 à 16 pièces ; bien bon vin.

1843, 9 octobre. Fortes gelées du printemps. Peu de vin ;
qualité médiocre ; 40 à 45 fr. la pièce. Le vieux vin,
60 à 70 fr.

Sur les 48 récoltes de cette seconde série, il y en a
eu 28 faites dans le mois de septembre, et 20 dans le
mois d'octobre.

L'année la plus hâtive a été celle de 1822 (2 septembre), la plus tardive, celle de 1816 (23 octobre). Les récoltes ont donc été plus hâtives dans cette série que
dans la première. C'est un avantage que l'on doit attribuer, non pas à un changement de température, mais

à la propagation du plant dit gamet noir, au déboise-
ment des montagnes, à l'usage de la gadoue, introduite de 1782 à 1786, comme engrais plus actif remplaçant le fumier de vaches, qui est froid et conserve
l'humidité; et enfin au renouvellement des provins,
ainsi qu'à un quatrième labour d'été que ne donnaient
pas nos aïeux qui laissaient leurs vignes plus longtemps en souches que nous ne les laissons aujour-
d'hui.

Commencement d'une troisième série :

En 1844, 23 septembre. Assez bon vin ; 10 pièces l'arpent ;
prix 40 fr.

1845, 9 octobre. Médiocre qualité ; prix 30 fr.

1846, 10 septembre. Qualité extraordinaire; surnommé
pur sang; meilleur qu'en 1811 ; 9 à 10 pièces l'arpent ; 72 à 75 fr.

1847, 30 septembre. Vin très-mauvais ; quantité considérable ; 20 fr.

1848, 18 septembre. Un quart du terroir grêlé ; 12 pièces ;
bon vin; 35 à 36 fr.

1849, 27 septembre. Qualité médiocre.

1850, 30 septembre.   Idem.

1851, 25 septembre. 20 à 25 pièces l'arpent; assez bon ;
20 à 25 fr.; beaucoup de cidre.

1852, 23 septembre. Médiocre qualité ; 5 à 6 pièces l'arpent;
cependant bonne vente à cause de la récolte précédente ; prix : s'élève de 45 fr. à 60 fr.

1853, 3 octobre. Qualité médiocre ; 15 pièces l'arpent ; 55
à 60 fr. la pièce.

Entrons maintenant dans quelques détails sur la pyrale, si funeste à la vigne. Le terroir d'Argenteuil, notamment dans les cantons de Vauginard, de la Folie, de Coudray, de Soulzard, des Champs-Montois, de Gaudon, de Vignol, etc., dont le sol est plus favorable à la culture de la vigne que certains autres, est assez souvent attaqué par un ver qui nuit beaucoup à la vigne, ce qui l'a fait appeler la *pyrale* de la vigne.

Dans la partie est du même terroir il y a aussi des cantons où il semble qu'il y ait toujours eu des vers, ou du moins dans lesquels il y en a fort souvent. Les vignerons désignent entre eux ces cantons comme sujets à la *verrure* et donnent au sol le nom de terre *verreuse*, parce que, en effet, les vers ont bien souvent ravagé ces diverses parties du terroir, qui sont beaucoup plus infestées que partout ailleurs, soit par la pyrale, soit par le ver rouge, appelé aussi ver *coquin*, et *teigne* de la vigne.

Tous ces insectes sont un grand fléau quand ils atteignent à leur plus haut période de développement. Rarement il se passe une dizaine d'années sans qu'il s'en présente une, quelquefois deux, où ces vers se propagent d'une manière plus ou moins sensible. Toutefois, il convient de dire que des périodes d'invasion comme celles de 1837, 1838 et 1839 sont assez rares et qu'elles font exception. Fils, petit-fils, frère et neveu de vigne-

rons, et ayant fait valoir par moi-même pendant quarante ans une assez grande quantité de vignes, j'ai vu
les vers causer du dommage dans bien des années, mais
jamais comme dans celles ci-dessus mentionnées, où
la propagation de ces insectes est arrivée à un tel
point, et le dommage est devenu si considérable, que
dans les cantons qui viennent d'être nommés, au mois
de juillet, les bourgeons n'avaient plus ni feuilles ni
grappes, et que leur longueur n'était que de trente à
quarante centimètres.

N'ayant aucune récolte à espérer, la plupart des
vignerons ont retiré, dès le mois de septembre, les
échalas de leurs vignes et les ont mis en tas comme on
fait après les vendanges. Enfin le fléau était tel qu'on a
dû écrire au préfet du département et, en même temps,
au ministre du commerce et de l'agriculture; au premier pour obtenir des secours pécuniaires pour les
pauvres vignerons; au second pour que MM. les membres de l'Académie des sciences naturelles fussent
consultés à l'effet de savoir s'ils ne connaîtraient
pas quelques moyens de faire périr les vers. Tandis
que notre terroir était aussi malheureusement infesté, beaucoup d'autres cantons du Mâconnais
l'étaient également, ce qui fit que le ministère nomma
une commission pour s'occuper de ce fléau, sur lequel
il n'existait aucune note dans les archives de l'Académie, et pour donner son avis sur les moyens de le

faire cesser. Tous les membres de la Société *entomologique* (qui s'adonne à la connaissance des insectes) vinrent visiter le terroir d'Argenteuil. Une commission dont je faisais partie fut composée pour accompagner ces Messieurs, dans leurs visites, et pour les seconder dans les expériences qui devaient être tentées. De leur côté, les conseils généraux du département du Rhône et de Saône-et-Loire votèrent simultanément chacun une somme de 3,000 francs, pour être employée aux expériences à faire, afin de diminuer les progrès de la pyrale.

M. Duméril, l'un des membres de l'Académie ayant reconnu que les vers passaient leur temps d'hibernation sous l'écorce des souches et dans les fissures des échalas, proposa de faire enlever tous les échalas d'une certaine étendue de vignes, et ensuite de faire brosser le plus soigneusement qu'il serait possible toute la souche de chaque cep, et d'enlever au fur et à mesure toutes les parcelles d'écorce dans lesquelles les vers auraient pu s'être réfugiés. Cette opération paraissait devoir être efficace, mais la pratique en était trop coûteuse ; on a dû y renoncer. Cependant on doit dire qu'à la récolte, la vigne, ainsi nettoyée, a produit deux tiers de plus que celles du voisinage et, qu'à l'ébourgeonnement, il n'y a eu presque aucun faux bourgeon à retirer. Malgré ces soins, dans le cours de l'été suivant, on rencontra encore deux ou trois

vers dans chaque cep; ce qui aurait été plus que suffi-
sant pour infester toute la partie de vigne l'année
suivante.

Après l'expérience ci-dessus, d'autres essais ont
également été tentés. Ainsi on a badigeonné avec
des liquides plus ou moins corrosifs des ceps de
vigne; mais la difficulté d'introduire ces liquides dans
les angles tortueux de la souche a fait échouer ce
moyen; de sorte qu'au printemps on ne voyait presque pas de différence entre les ceps badigeonnés et les
autres. Cependant un badigeonnage à un simple lait
de chaux a produit un effet assez remarquable, quoiqu'il soit resté encore beaucoup de vers.

Dans plusieurs pièces de vignes, quelques vignerons, qui en avaient le temps et la patience, ont entrepris d'écraser les vers en les cherchant les uns après
les autres, et à trois ou quatre reprises. Cette méthode
de destruction n'a amené aucun résultat sensible,
tant était prodigieuse la succession des insectes dont
on avait à arrêter les ravages incessants. L'inutilité
de cette mesure vient, comme je le dirai en traitant
des métamorphoses de ces insectes, de ce qu'il en
existe de plusieurs âges; de telle sorte que les premiers et plus gros vers sont bientôt remplacés par
des vers moyens qui le sont ensuite par de plus
petits.

Quelques autres vignerons, après avoir ébour-

9.

geonné leurs vignes avec soin, après avoir porté au
loin les faux bourgeons abattus; ont, quelque temps
après, coupé à un ou deux yeux au-dessus de la grappe
tous les maîtres bourgeons dans les bouts desquels
se trouvent les vers, et ont emporté hors de la vigne
toutes ces rognures. Il semble que, après une telle
opération, il ne devait plus rester de vers. Vaine
espérance! il en restait moins; mais il en restait
encore. Monsieur Roberjot, alors curé d'une paroisse
de là Bourgogne et devenu ministre plénipotentiaire
à Rastadt en l'an VII (28 avril 1799, époque à laquelle
il fut assassiné avec son collègue Bonnier [1], a laissé
un petit écrit par lequel il conseille, pour détruire le
papillon de la pyrale, de faire dans la vigne de petits
feux qu'il nomme crépusculaires à cause des heures
auxquelles on doit les faire. On a essayé de ce
moyen, mais très-peu de papillons venaient se brûler les ailes à la flamme de ces feux dont au contraire ils paraissaient s'éloigner. Ce moyen n'est pas
d'ailleurs facile à employer dans les vignes d'Argenteuil.

M. Audouin, membre de l'Académie des sciences
(section de l'agriculture) et professeur d'entomologie
au Muséum d'histoire naturelle, et M. Payen, l'un

[1] Jean de Bry, leur collègue, échappa à la mort comme par
miracle.

de ses collègues, ont été chargés de suivre et de diriger les expériences qui ont été tentées ici. Parmi toutes ces expériences, il y en avait une à laquelle M. Audouin tenait beaucoup : elle consistait à faire enlever au fur et à mesure toutes les pontes que les papillons déposent sur les feuilles de vigne. Un essai eut lieu sur plusieurs points différents par des femmes que l'on a occupées pendant tout le temps de la ponte, et qui tour à tour ont passé quatre fois dans le même chantier d'expérience, pour enlever toutes les feuilles ou parties de feuilles maculées de larves, ce que nous avons appelé la *cueillette des pontes*. Eh bien ! quoiqu'elle ait été faite le plus exactement possible, et sous la surveillance de quatre des commissaires, l'année suivante ces vignes étaient tout aussi infestées que les vignes voisines.

Plusieurs autres expériences ont encore été tentées par divers propriétaires, mais comme elles n'ont amené aucun résultat favorable, je m'abstiendrai d'en parler. Je n'en citerai plus qu'une qui a produit un effet sensible, celui de la destruction radicale de la moitié des vers. Comme je l'ai déjà fait observer, il avait été reconnu que les vers se logent dans les fissures des échalas et sous l'écorce du cep. Or, M. Payen, pour purger les échalas a fait construire en tôle galvanisée un cylindre de la grosseur et presque de la longueur d'un gros tonneau, appelé *barbantane*, pouvant contenir 250 échalas. L'un des fonds de cet appareil était mobile et à recouvrement, comme sont les tonneaux à farine dans les ménages des vignerons. Ce cylindre était élevé sur quatre pieds, à la hauteur de 25 à 30 centimètres du sol; à l'un des fonds était pratiquée une petite porte semblable à celle d'un très-petit poêle; à l'extrémité du haut de l'autre fond, c'est-à-dire du fond mobile, il y avait un trou rond de cinq à six centimètres de diamètre pour favoriser la dilatation de la vapeur dans l'intérieur et son dégagement à l'extérieur. Cet appareil étant rempli d'échalas, on introduisait par la petite porte une mèche de grosse toile soufrée, dont le prix revenait à dix centimes. Le feu ayant été mis à cette mèche, après 15 ou 20 minutes de combustion, tous les vers logés dans les fissures des échalas avaient péri.

Ayant introduit moi-même des esquilles remplies de petits vers par les trou d'où sortait la vapeur, et m'étant aperçu qu'ils étaient morts, au bout de 2 ou 3 minutes, je conclus que c'était plutôt par l'effet de la chaleur que par l'influence de l'acide sulfurique. A la récolte suivante les vignes dont les échalas avaient été ainsi purgés ont rendu plus de deux fois autant que les vignes voisines.

Si on avait pu atteindre les vers logés dans les souches, comme on avait atteint ceux qui étaient dans les fissures d'échalas, nul doute que l'on aurait singulièrement diminué le nombre des insectes, si même on ne fût parvenu à en opérer la destruction entière.

Enfin, aucune expérience n'ayant produit un résultat peu coûteux et assez efficace pour être adopté, on a renoncé à en tenter de nouvelles, et on a laissé au temps le soin de faire périr les vers. C'est ce qui est arrivé, comme je vais le raconter après avoir décrit les phases de cet insecte.

Comme chacun le sait, il n'y a rien de nouveau dans la nature : dans le règne animal comme dans le règne végétal, les races et les espèces sont fixées et ne varient que suivant les zones sous l'influence desquelles elles existent; et toujours des conditions de température plus ou moins favorables déterminent un développement plus ou moins heureux ou une propagation plus ou moins grande. C'est donc à la succession des années froides et humides de 1835, 1836, 1837 et 1838, qu'on doit attribuer l'extrême multiplicité des vers qui ont existé pendant ces années, tant sur notre terroir que sur beaucoup d'autres vignobles de la France, et qui ont fait tant de tort aux récoltes de ces années.

Ainsi la pyrale n'est pas, comme beaucoup de vignerons l'ont cru, un insecte, un volatile fugace, à passage plus ou moins fréquent, comme les sauterelles, par exemple. Non certainement ; cet insecte est plutôt comparable à une maladie endémique pour une localité ; il ne lui faut qu'un temps favorable pour se développer.

Il y a toujours eu, et il y aura toujours des vers dans les vignes. Le plus souvent, fort heureusement, ils sont en si petite quantité qu'on ne s'en aperçoit pas, mais comme la pyrale est à sang froid et que, conséquemment, la chaleur lui est contraire, quand il se rencontre plusieurs années dont le printemps est froid et humide, ce ver pullule ; il n'en périt pas et comme chaque femelle du papillon pond de 40 à 60 et même 70 œufs, deux ou trois printemps froids suffisent pour que les vignes en soient bientôt infestées et ravagées.

Au printemps, alors que la chaleur est assez forte pour faire commencer la pousse de la vigne et que l'œil est, comme on dit, en *bourre*, les vers logés dans le cep ou dans l'échalas, du côté du soleil du midi, sortent les premiers de leurs coques et viennent se loger dans cette bourre de l'œil, qui n'est encore qu'une séve coagulée, et si tendre qu'elle tient lieu, pour ainsi dire, de laitage au ver, qui n'a que deux millimètres de longueur. Bientôt cependant le bourgeon se forme et se développe ; mais bientôt aussi le ver grandit, acquiert de la force, ses mandibules prennent de la consistance et il suit les progrès du bourgeon, en montant au fur et à mesure avec lui, et en ne quittant pas son extrémité, qui est toujours la partie la plus tendre à ronger.

Si le printemps est froid, la végétation est lente, et, cette température convenant parfaitement à l'insecte, il fait autant de progrès que la vigne en fait peu.

Bientôt les autres vers logés au nord du cep et de l'échalas sortent aussi de leurs coques et parviennent à dominer la végétation du bourgeon, qu'ils rongent, corrodent et bouclent (bourgeons et grappes), pendant les mois d'avril, mai, juin et juillet. Vers la fin de ce mois et le commencement d'août, le ver ayant atteint une longueur de quinze millimètres environ, jaunit et se retire dans la partie la plus touffue du cep, particulièrement dans la liasse, si la vigne est assez forte pour être liée, et se forme en chrysalide. Il reste une quinzaine de jours dans cet état, d'où il sort transformé en un joli papillon à ailes fond jaune-Isabelle et barrées, couleur de feu, ce qui explique l'étymologie du nom de *pyrale*, car ce mot dérivé du grec signifie *feu*. Dans les deux ou trois premiers jours de la sortie de la chrysalide, le papillon n'est pas très-vif, mais vers le 7e ou le 8e jour, l'abdomen de la femelle grossit, et du 15e au 20e jour, elle dépose sa larve, toujours sur le côté luisant de la feuille de vigne. Cette larve est plate, de la largeur d'une grosse lentille, d'une forme assez irrégulière, et d'un blanc sale : chaque larve contient de 40 à 70 œufs. Je crois qu'elle renferme en elle les germes de sa fécondité; car, malgré toute la surveillance que j'ai pu y apporter, je n'ai jamais surpris un papillon en copulation, et aucun des vignerons auxquels j'en ai parlé, n'a pu me dire en avoir vu en cet état. L'incubation des œufs se fait naturellement, et ne dure jamais plus de 15 à 20 jours. Quelque temps avant l'éclosion, on remarque, à l'aide de la loupe, de petits points noirs qui sont les têtes des petits vers prêts à percer leurs œufs; immédiatement après leur sortie de l'œuf, les petits insectes cherchent à se loger; et, de la feuille où ils sont éclos, ils gagnent avec une rapidité vraiment étonnante, soit l'échalas, soit le cep sous l'écorce ou dans les fissures desquels ils se cachent et s'enveloppent dans la petite coque soyeuse que chaque ver a eu soin de se filer, et où il passe l'hiver qu'il affronte, à quelque degré que descende le thermomètre. Pour en donner une idée, il suffira de dire qu'on en a tenu enfermés dans la glace pendant 15 jours, et qu'après que cette glace a été fondue avec précaution, les vers ont surnagé; et enfin que, recueillis ensuite avec une plume sur un linge blanc, ils ont repris l'animation. Que l'on ne compte donc pas sur les grands hivers pour faire périr les vers quand les vignes en seront infestées; car il a été fait trop d'expériences qui toutes ont donné la preuve que l'insecte

qui nous occupe ne craint pas les froids les plus rigoureux.

M. Audouin, dans sa persévérance pour que la cueillette des feuilles ou parties de feuilles maculées des
pontes des papillons fût imposée à tous les propriétaires de vignes du terroir, prétendait que les papillons ne pondaient jamais que sur le côté luisant de la
feuille de vigne et non ailleurs. Comme j'étais d'un avis
contraire, j'ai administré la preuve, que, soulevées par
les vents, ou sorties de la vigne par suite de petites courses vagabondes et pressées de pondre, les femelles dé-
posaient leurs larves indifféremment sur toutes les
feuilles ou corps luisants. C'est ainsi que j'en ai trouvé
beaucoup sur des feuilles de regain de luzerne, sur des
feuilles de haricots, de fèves, de lentilles, de groseilliers,
de cerisiers ; sur le liseron, le lasson, sur les chardons
de vignes et de terres, et même sur ceux de grands
chemins. J'en conclus que dans les années pareilles
à celles que j'ai citées, c'est-à-dire 1835, 1836, 1837
et 1838, tout le terroir en a été infesté dans la
proportion d'un cinquième au moins. En labourant
les terres, on les enfouissait, mais ils reparaissaient
au printemps suivant, et quand même on se serait
appliqué à purger une vigne, ce qu'il est impossible
de faire parfaitement dans la même année, les papillons des vignes ou des terres voisines joints à ceux qui
proviennent des larves déposées sur les feuilles d'her-

bes ou sur les cailloux luisants de chaque pièce de vigne, auraient plus que suffi pour l'infester de nouveau. Comme on le voit, j'ai mis toute l'application que j'ai pu pour étudier la pyrale. Après avoir parlé de son incroyable reproduction et des moyens tentés pour opérer sa destruction, il nous reste à dire comment la nature parvient à la faire disparaître. C'est la chaleur soutenue, au printemps, de 18 à 20 degrés, et, aux époques des diverses métamorphoses, de 5 ou 6 degrés de plus. Un temps d'orage est aussi très-contraire aux vers et les tue, ainsi que cela s'est déjà vu bien souvent.

En 1839, nous avons eu, dans le commencement du mois d'août, beaucoup d'orages qui tous se sont dirigés du sud-ouest à l'est-nord-est et qui ont occasionné de bien grands dégâts. Les pertes dans le seul département de Seine-et-Oise ont été estimées à plus de cinq millions de francs. Il n'a point grêlé sur notre territoire ; cependant, soit par l'influence de la chaleur, très-forte cette année-là soit par celle des nuées d'orage, beaucoup de vers ont péri ; on les trouvait gonflés dans les feuilles et comme appointés par les deux bouts ; la ponte était déjà commencée, et déjà aussi il y avait assez de semence pour que les vignes fussent infestées. L'année suivante, 1840, vers la mi-avril, la chaleur a été jusqu'à 18 degrés ; la vigne, par la grosseur des bourgeons, s'annonçait comme disposée à une grande force de développement, mais, dans toute la première quinzaine de mai, le temps s'est remis au froid et à l'humidité, et déjà les vers dominaient le bourgeon d'une manière inquiétante lorsque, à partir du 14 mai, le temps s'est remis à la chaleur de 20 à 25 degrés Réaumur.

Dans ces circonstances atmosphériques, comme le fond de la terre avait été fortement trempé par les pluies de février et de mars, la vigne a poussé avec une force et une promptitude presque sans exemple, car à la fin du mois les bourgeons avaient acquis une hauteur de 60 à 70 centimètres. Comme en juin et en juillet la chaleur est montée jusqu'à 28 degrés, de telle sorte qu'en se baissant dans la vigne on y respirait une chaleur suffocante, les vignes ont très-bien et très-promptement poussé; il en est résulté que les grappes se sont elles-mêmes aussi très-bien développées; que le bourgeon, en gagnant de la hauteur, acquérait de la force et de la dureté, et que, le ver étant obligé de suivre les progrès du bourgeon s'éloignait d'autant de la grappe, d'où il est aisé de conclure que la chaleur est nuisible aux vers. Il en est mort les neuf dixièmes, et au mois d'août on ne voyait que fort peu de papillons dans les vignes. Cette année les vendanges ont été ouvertes le 17 septembre. Les vignes étaient d'une beauté admirable; aucun insecte n'a attaqué le raisin, et les vignes des cantons que j'ai signalés comme ceux où elles étaient le plus infestées, et dans lesquelles on n'avait rien récolté depuis plusieurs années, étaient les plus belles du terroir. Je citerai particulièrement les cantons de Soulzard, Coudray, les Champs-Montois, Vignol, Gaudon etc., etc. Ces vignes ont fait en moyenne 20 pièces de vin l'arpent, c'est-à-dire 136 hectolitres 80 litres par hectare, l'arpent étant à Argenteuil de 34 ares 18 centiares et le fût d'Argenteuil étant de 2 hectolitres 28 litres en moyenne.

De l'abondance de cette année et de la disparition des neuf dixièmes des vers concluons encore une fois que la chaleur est plus nuisible à cet insecte que toutes les opérations chimiques ou physiques que l'on pourrait tenter. Que les vignerons d'Argenteuil présents et futurs se tiennent donc pour prévenus qu'il y a toujours de la pyrale dans leurs vignes ; que cet insecte se propage beaucoup dans les années froides et humides ; que la propagation est d'environ 25 pour un, et qu'il suffit enfin de deux ou trois printemps froids pour infester tout le territoire, tandis qu'il suffit aussi d'une seule année chaude, ou féconde en orages chargés de gaz-azote phlogistique, pour faire périr spontanément tous les vers.

En 1841, on a eu quelques semaines de chaleur dans le courant de mai seulement ; mais depuis le commencement de juin, jusqu'au mois de septembre, le temps s'est tenu plutôt froid que chaud. Cependant le peu de vers qu'on a vus n'ont pas nui à la récolte. La chaleur a repris dans tout le cours de septembre, et les vendan-

ges ont été ouvertes le 27 de ce mois. Il y a eu autant
de vin que l'année précédente, mais un peu plus faible en qualité.

L'abbé Lebeuf nous apprend que, en l'année 1562,
des insectes gâtaient les vignes d'Argenteuil et que
les habitants s'étaient adressés à l'évêque de Paris
pour qu'il fût fait des prières et une procession sur le
territoire. Le même historien ajoute qu'en 1660 il a
aussi été fait des prières et une procession sur le terroir de Sartrouville, pour le même motif, et qu'en ren-
trant dans l'église, il fut chanté une messe *de necessita-
tibus*, pendant laquelle le Saint-Sacrement fut exposé.
On lit dans la Chronique dont j'ai parlé (celle du sieur
Valentin Gagnon qui a plus d'un siècle) que l'hiver
de 1758 fut très-rigoureux, que le 8 juin de cette année
il a été fait une procession sur le terroir pour la destruction des vers ; que le mardi 13 juin une autre procession a eu lieu également. Depuis le 11, ajoute-t-il,
il a fait très-froid jusqu'à la fin du mois, et même le
commencement de juillet a été très-pluvieux et très-
froid. Il dit aussi que l'année suivante une pareille procession a été faite le 26 mai ; qu'il y a eu des vers dans
les vignes et jusque sur les cerisiers. Le même chroni-
queur nous apprend encore que, plus tard (en 1784), il
a gelé pendant tout le mois d'avril ; que l'hiver a duré
jusqu'au 20 mai, et que les vignes n'ont commencé à
pousser que sur la fin de ce mois ; puis, passant à l'an-

née 1785, il dit : « Aujourd'hui 13 juin, l'on a com-
» mencé une neuvaine pour demander à Dieu la grâce
» d'être délivré des vers qui mangent la vigne ; le 21
» on a fait encore une procession pour conjurer les vers
» qui ruinent toutes les vignes, nous avons sans cesse
» des pluies abondantes et point de chaleurs. »

Je prie le lecteur de remarquer que je ne fais ces
citations que pour appuyer de preuves ce que j'ai
avancé : que le froid est favorable à la pyrale et la fait
pulluler considérablement.

Nos deux chroniqueurs ne nous disent rien sur l'ef-
ficacité des prières et des processions qui ont été faites. Mais il est un fait que toute la commune peut
attester, les uns pour l'avoir vu (je suis de ce nombre), les autres pour l'avoir entendu raconter par leurs
pères ; c'est que, à partir du jour de la procession du
21 juin 1785, le temps a changé tout à coup et, la chaleur ayant succédé au froid, tous les vers ont péri.
C'est ce qui a fait appeler cette procession, la procession de la *conjuration des vers*. Il existe encore dans la
commune des hommes que je connais, qui sont toujours sous cette impression morale et religieuse que,
si les vers ont péri spontanément, c'est que les prières
avaient été exaucées et que Dieu l'avait ainsi ordonné.

Tout en respectant l'action de la divine Providence
en toutes choses, et les croyances religieuses qui la

font intervenir, avec juste raison, dans les moindres événements, nous admettons aussi, dans un ordre inférieur, des causes secondaires, dépendantes des lois générales qu'elle a établies : par exemple l'extrême chaleur, l'intempérie des saisons, etc., auxquelles nous croyons qu'il faut attribuer certaines maladies, certains fléaux qui de temps en temps frappent les hommes, les animaux et même les productions végétales, et dont la guérison ou la disparition n'a rien de plus surnaturel que l'origine. Ainsi, parmi les animaux, un précieux insecte, le ver à soie est, on le sait, sujet à plusieurs maladies, notamment lorsqu'il change de peau, car dans cet état il est très-sensible au froid ou à toute autre intempérie. Ainsi encore pour la pyrale, ne serait-il pas possible d'expliquer sa complète destruction en 1785 par la chaleur toute naturelle au 21 juin, époque à laquelle cet insecte subit deux métamorphoses à 15 ou 20 jours d'intervalle, sa transformation en chrysalide et son passage à l'état de papillon? Le même fait, d'ailleurs, s'est renouvelé, sans intervention divine apparente en 1840, comme nous l'avons raconté ci-dessus.

A l'occasion de ce qui précède sur la pyrale, et quoique je n'aie pas toujours été du même avis que M. Victor Audouin de regrettable mémoire, décédé à Paris le 11 novembre 1841, je dois ici rappeler qu'il a laissé une histoire des insectes nuisibles à la vigne, et particulièrement de la pyrale. C'est un in-quarto, publié sous les auspices du ministre de l'agriculture et du commerce. Il contient 349 pages et 22 planches représentant toutes les phases et les métamorphoses de la pyrale. Les planches sont si bien faites et si bien coloriées, qu'elles représentent parfaitement la nature. M. le ministre en a envoyé un exemplaire à la commune d'Argenteuil. Il est déposé aux archives et mérite d'être conservé soigneusement. En consacrant un si long article à la pyrale, nous avons cru travailler au bien de nos concitoyens. Mu par le même sentiment, nous allons dire quelques mots sur les causes de l'abaissement des revenus de la vigne. C'est un sujet non moins intéressant que le précédent pour les habitants d'Argenteuil. [1]

[1] Dans le *Dictionnaire des sciences* de M. Bouillet, voici ce qui est dit de la pyrale :

« Pyrale (de pyralis, dérivé de *pyr*, feu), nom grec d'un papillon qui se brûle à la chandelle. Genre de lépidoptères nocturnes, ailes entières ou sans fissures, en toit plus ou moins écrasé dans l'état de repos ; antennes filiformes, corselet ovale, lisse ; abdomen conico-cylindrique, terminé par une pointe chez les femelles et par une houppe de poils chez les mâles ; pulpes de trois articles ; trompe membraneuse très-courte ; pattes courtes. Les chenilles des pyrales ont seize pattes d'égale longueur et toutes propres à la marche ; le corps ras ou garni de poils courts et isolés. Ces insectes sont fort nuisibles aux arbres fruitiers, surtout à la vigne. Ils habitent pour la plupart dans

La **France** est, comme on le sait, divisée en 86 départements, mais la vigne n'est cultivée que dans 65 ou environ, des plus méridionaux. Le nôtre est dans les derniers de cette catégorie; car on ne cultive plus la vigne dans les départements limitrophes, au nord. Nous avons donc d'abord contre nous la température; ce n'est que grâce à la chaîne de nos coteaux, et à la qualité de notre sol, qui est généralement calcaire et gypseux; grâce aussi à nos engrais, à nos soins et à notre travail que nous avons pu obtenir quelques bénéfices de la culture de la vigne. Ces bénéfices étaient assez élevés autrefois pour que le propriétaire de 7 à 8 arpents de terres (34 ares 18 centiares) et de 3 à 4 arpents (1 hectare 02 ares 36 centiares) qu'il faisait valoir par lui-même, pût élever convenablement sa famille et doter ses filles. Sans entrer ici dans de nouveaux détails[1], il suffit de répéter que, jusqu'à 1815,

les feuilles roulées en cornet ou plissées sur leurs bords ou réunies en paquets; quelques-uns seulement vivent dans l'intérieur des tiges et des fruits à pepins et à noyaux, ou bien se nourrissent aux dépens des bourgeons de la vigne. M. V. Audouin a fait une étude approfondie de cet insecte. M. B. Roclet, vigneron de la Romanèche, en Bourgogne, a trouvé, en 1841, un moyen infaillible de détruire la pyrale de la vigne; il suffit d'ébouillanter les souches et les échalas pour empêcher l'éclosion des œufs de cet insecte.

[1] Voir pages 118, 128, 129, 143, etc.

un arpent (34 ares 18 centiares) de vigne assurait, bon an, mal an, en moyenne un revenu net de 300 francs par an ; ou bien un loyer ou fermage toujours de 90 à 120 francs par an, ce qui, à 4 pour cent, donnait, pour les fonds, une valeur de 2 à 3000 francs.

Mais depuis les traités de 1815 qui, en mettant fin à la guerre, ont fait rentrer beaucoup de bras dans les campagnes et rendu la liberté des mers, si longtemps interdite, le commerce a repris un essor, une vigueur sans exemple dans l'histoire des temps modernes. Il en est résulté un bien-être général qui a porté atteinte aux intérêts particuliers de notre commune. Qu'est-il arrivé, en effet? Des inventions, des découvertes, des perfectionnements en toutes choses et notamment dans la navigation, ont fait *baisser le prix du fret* pour le transport des marchandises, au point que maintenant une pièce de vin est transportée du port de Bordeaux dans celui de Bercy pour la faible somme de quinze à dix-huit fr. et aujourd'hui même moyennant 6 à 7 fr. par les chemins de fer. Il en résulte un grand moyen d'écoulement pour les vignobles du Midi qui, jouissant en outre d'un soleil plus actif, plus généreux, d'un fermage à plus bas prix, d'une main-d'œuvre à meilleur marché et d'une réduction dans les façons et le prix des engrais, font à nos vins une concurrence qu'ils ne peuvent soutenir, sans parler de celle que leur font aussi les produits œnophiles de la Champagne, de la Bourgogne et du Mâconnais.

Cette concurrence est d'autant plus redoutable et devra durer d'autant plus longtemps, qu'on a planté considérablement de vignes en France.

Voici dans quelle proportion :

En 1809, d'après les ordres de l'empereur Napoléon, l'administration des contributions indirectes avait cherché avec le plus grand soin à connaître au juste l'état des vignobles de la France (le pays de Trèves jusqu'à Coblentz compris) et le vin qu'on en récoltait. La quantité de vignes a été reconnue être alors de 1,613,939 hectares, et le produit moyen de la vigne a été calculé, pendant une période de cinq années, à 35,358,890 hectolitres par an.

Depuis cette époque, jusqu'en 1817, on a planté une si grande quantité de vignes que l'administration du cadastre a trouvé que l'étendue du terrain occupé par la vigne était de 1,977,000 hectares déduction faite, bien entendu, du pays de Trèves, etc., et seulement dans les limites de la France telles que les ont fixées les traités de 1815.

En 1820, une grande quantité d'oliviers ayant été gelés, ces arbres ont été remplacés par des vignes. C'est donc avec quelque apparence de vérité que le *Constitutionnel* du 11 avril 1838 avance, dans son supplément, que la statistique territoriale fait mon-

ter le nombre d'hectares de vignes en France, à
2,135,000 hectares; c'est-à-dire plus de six millions
d'arpents (mesure d'Argenteuil); ce qui fait un sixième
de plus qu'il n'en existait en 1809. Or, le produit
d'alors ayant été fixé à 19,000,000 de pièces, jauge
d'Orléans, on doit, en suivant la proportion de l'augmentation des vignes, reconnaître que le produit
annuel est aujourd'hui, à très-peu près, de 24,000,000
de pièces de vin, dont le prix, calculé par M. le Comte
Chaptal, est en moyenne de 7 fr. 50 c. l'hectolitre,
ce qui met à 17 fr. 10 c. la pièce d'Argenteuil, de
2 hectolitres 28 litres.

Ajoutez à cette augmentation dans les produits
celle de cidres de la Normandie, de la Bretagne et
de la Picardie, et celle des différentes bières, et
vous serez surpris de l'énorme quantité de liquides
qui se fabriquent en France. Aussi, en 1809, l'Empereur disait-il qu'il y avait trop de vignes en
France, quoiqu'il y en eût alors beaucoup moins
qu'aujourd'hui.

Cependant il y aurait encore lieu de dire la même
chose de notre temps. Oui, il y a trop de vignes, et
c'est une des causes de l'abaissement du prix du vin,
dont les vignerons se plaignent. Cette surabondance
s'est déjà rencontrée, car nous voyons que le considérant d'un arrêt rendu par le conseil du Roi, en
date du 7 juin 1731, expose que, *vu l'abondance du vin*

qui regorge dans tous les vignobles de France, tandis qu'il n'y a pas assez de terre lobourables, pour fournir tout le blé dont le peuple a besoin, IL NE SERA PLUS PLANTÉ DE VIGNES, SANS EN AVOIR OBTENU LA PERMISSION.

A l'égard de l'importation, ce n'est pas sur l'Allemagne qu'il faut compter depuis la paix de 1815. Ses vignobles se sont aussi considérablement augmentés. Que l'on parcoure ce pays, et l'on verra que les États qui avoisinent le Rhin, sur la rive droite, depuis le lac de Constance jusque au delà de l'embouchure du Mein, ainsi que les pays de la rive gauche, depuis Landau jusqu'à Mayence, produisent une immense quantité de très-bon vin qui peut se garder trente ans. (J'en ai bu à Trèves dans les caves du couvent de Saint-Maximin, au pied de la montagne verte, que l'on m'a dit avoir trente-deux ans.)

Les environs du Necker de la Lauter, du Mein ; de la Moselle, au-dessus comme au-dessous de Trèves ; le grand-duché de Bade, le Wurtemberg et la Bavière présentent de riches produits en vin, etc., dont plusieurs ont une ancienne renommée. Il paraît que les vignerons de la Bourgogne ont appris aux vignerons allemands que l'on peut faire du vin de Champagne en tous pays. Il en serait de ce vin comme de l'eau de Seltz, que l'on fabrique partout et à bon marché.

La Hollande, la Prusse et la Russie ne tirent de

10.

notre pays que les vins les plus fins. Ceux de Bordeaux en particulier jouissent à leur entrée en Prusse d'un privilége, pour raison de santé, est-il dit dans le rescrit du Roi. Les Anglais, pour protéger leur *porter*, ne tirent aussi de France que des vins fins qui sont d'ailleurs imposés de 400 pour 100. Enfin, indépendamment des frais de transport, de coulage et ouillage, les Russes, comme les autres États du Nord, imposent des droits de douane qui empêcheront toujours le vin d'être, chez eux, à la portée de la masse des consommateurs ; conséquemment, d'une récolte de vin trop abondante résultent une baisse dans le prix, et l'impossibilité du retour de ces périodes de renchérissement où le vin d'Argenteuil s'est vendu jusqu'à 170 fr. la pièce, comme celui de 1815 qui, vu la mauvaise qualité du vin de l'année suivante, a été vendu à ce prix.

Le territoire de la commune d'Argenteuil contient en tout, et renferme, dans les limites fixées à l'époque de la confection du cadastre, la quantité de 1,714 hectares. L'emplacement de la ville avec ses rues, ses maisons, ses cours et jardins, occupe une superficie d'environ 56 hectares ; la rivière 43 hectares ; les chemins 52 hectares, ce qui forme un total de 151 hectares à déduire ; il reste donc 1,563 hectares de terres labourables, dont il convient, à mon avis, de défalquer encore, comme terres de médiocre revenu, le canton du Val-Notre-Dame, celui de Champioux, de la Butte-Blanche, du Gibet, de Prunet et autres circonvoisins, que j'estime donner une contenance de 50 hectares auxquels il faut ajouter les carrières de plâtre et le sommet des collines, formant ensemble 50 hectares, qui, avec la contenance précédente, sont encore à déduire, et réduisent le total des terres cultivables à 1,463 hectares ou en arpents, ancienne mesure, à peu près 4,200 arpents dont le revenu net est évalué, au rôle de 1840, à la somme de 136,958 fr. payant cette année une contribution de 29,056, 40 centimes.

Sur la quantité de terres labourables ci-dessus mentionnée, il y a toujours eu 1,800 à 2,000 arpents de vignes dont le produit net était avant 1815 de 300 fr. par an, par hectare, environ 900 fr. et pour les 650 hectares 585,000 fr. Sur les 1,729 arpents qui restent, il y en a, à très-peu de chose près, 150 plantés, en figuiers qui, âgés d'environ 4 ans, produisent année commune, bon an, mal an et en moyenne, 225,000 figues par hectare; au total 11,250,000 figues à raison de huit francs le mille, prix courant vendues sur l'arbre, ce qui fait une somme de 90,000 fr. de laquelle il faut déduire, pour prix de culture, environ 20,000 fr.; plus 10,000 pour la valeur locative du terrain, soit 30,000 fr. Nous ajouterons donc 60,000 fr. aux 585,000 francs formant le produit des vignes ; ensemble 655,000. Il reste alors 525 hectares à peu près, cultivés en céréales, fruits et légumes. Or, c'est caver bien haut que d'estimer le produit net de ces 525 hectares à 150 fr. l'hectare, ce qui donnerait la somme de 82,500 fr. Le total de tout le rendement du territoire s'élevait donc, avant 1815, à 737,500 francs.

Mais depuis cette époque le produit de la vigne ayant diminué des deux tiers, le bénéfice net à espérer, année commune, ne peut plus être que de 347,500 fr. ce qui fait pour chaque hectare de terre labourable, en moyenne, la somme de 238 francs de bénéfice net.

Sur les 660 propriétaires ou locataires de vignes faisant valoir, en déclaration au rôle du récolement pour la garde des portes, année 1842, il convient d'en déduire soixante qui ne sont pas exclusivement vignerons. Il resterait donc 600 vignerons attachés au terroir d'Argenteuil avec un revenu net en moyenne de 585 par an, et comme, en terme moyen, chacun d'eux est appelé à faire valoir 2 hectares 50 centiares de vignes, figuiers, autres arbres à fruits et terres ensemencées en céréales et légumes, on voit que le revenu net doit être par an et par hectare de 238 fr., comme je l'ai dit plus haut.

Comme on le voit encore, la culture à bras du terroir d'Argenteuil est des plus pénibles, et n'offre plus à ceux qui l'exercent que des bénéfices bien exigus. Ils se trouvent ainsi assujettis pour toujours à la plus sévère économie; vertu qu'ils mettent d'ailleurs depuis longtemps en pratique, et qui est commune à toute la population.

Nos habitants se distinguent surtout par un esprit particulier d'ordre, de travail et de parcimonie sans lesquels, il faut en convenir, leurs familles ne sauraient subsister. Je m'estime heureux de pouvoir rendre ici un public hommage à leurs vertus domestiques, et en particulier à cette moralité, à cette probité scrupuleuse qui fait qu'aucune atteinte n'est portée à la propriété d'autrui, quoique le territoire soit ouvert de tous côtés, et que les champs, les chemins et les quais soient constamment encombrés de bois, d'échalas, de souches, de sarments, de légumes et de fruits de toute espèce. J'ajouterai encore, à la louange de mes concitoyens, qu'ils comprennent beaucoup mieux que leurs ancêtres la nécessité de l'instruction, et que les générations que j'ai vues s'élever ont beaucoup gagné tant pour le langage que pour l'aménité des manières. C'est un témoignage que peut et doit leur rendre tout observateur impartial qui a suivi les progrès de la civilisation parmi nous.

Il me reste à parler des carrières.

Pour la dernière fois je reviens à l'abbé Lebeuf. A la fin de sa notice il parle des carrières de plâtre (*gypse*) dont on fait commerce. « On enlève, dit-il, beaucoup de plâtre en pierres dans de grands bateaux pour la Normandie et l'Angleterre. » Nous ne pouvons guère savoir en quelle quantité il s'exportait il y a un siècle ; mais ce ne pouvait pas être dans les proportions d'aujourd'hui, car évidemment, si depuis un ou deux siècles on eût tiré autant de plâtre que maintenant, il n'y en aurait plus que dans les montagnes les plus éloignées. Ce serait une question assez difficile à résoudre que celle qui ferait connaître l'origine de l'exploitation des carrières de plâtre du terroir d'Argenteuil. Voici mon opinion sur ce sujet. Ce n'a dû être ni du temps des Romains ni même de celui du Bas Empire que cette industrie a pris du développement. Alors, et plusieurs siècles après encore, on ne devait extraire le gypse et cuire le plâtre à Argenteuil qu'en proportion des faibles besoins de quelques villages ou hameaux qui nous avoisinent au midi, et je pense que l'exploitation en grand et par bateaux ne date que du règne de François Ier, surtout lorsqu'il fit augmenter le château de Saint-Germain, époque aussi d'agrandissement pour cette ville par la construction des hôtels des princes et seigneurs, et des maisons des particuliers, fournisseurs ou employés attachés à la cour.

On lit dans l'ouvrage de l'abbé Lebeuf, tome VII, page 219, qu'en l'année 1346, Édouard III, roi d'Angleterre, se disant roi de France, vint à Saint-Germain, qu'il le pilla et le brûla aussi bien que la maison royale ; mais comme la continuation de la guerre et la captivité du roi Jean ne lui permirent pas de rebâtir cette maison royale, Charles V, son fils, en prit le soin. « Moult il fit réédifier notablement le chastel de Saint-Germain-en-Laye. » Ce roi en posa la première pierre le 25 mai 1363. C'est sous François Ier que la ville du Havre a été bâtie, et comme les premières carrières de Vaux et de Triel ne datent que de 1760 à 1770, tous les plâtres qu'on employait précédemment à Rouen et au Havre, de même que ceux qu'on transportait par le cabotage pour les autres ports de France ou à l'étranger, devaient provenir des carrières d'Herblay, de Montigny et d'Argenteuil. Voilà, suivant moi, les appréciations qu'on peut former sur les premiers débouchés de nos plâtres. Depuis, sous Louis XIV, qui a fait construire Versailles, et sous Louis XV, qui a fait bâtir les casernes de Courbevoie, de Rueil et de Saint-Denis; ainsi que le pont de Neuilly, lequel a donné lieu à toutes les constructions neuves qui précèdent ce pont et qui y font suite, il a été employé considérablement de plâtre provenant d'Argenteuil. Quoi qu'il en soit, et quelle qu'ait pu être l'importance progressive du débouché, je pense qu'en aucun temps il n'a pu être comparable à ce qu'il est devenu depuis 1818 et surtout depuis 1832. L'établis-

sement des routes nouvelles et la construction de plusieurs nouveaux ponts sur la Seine ont favorisé le
transport du plâtre en poudre jusqu'au pied même de
la butte Montmartre; et dans la partie ouest de la
banlieue de Paris, jusqu'aux murs de cette capitale.
Des environs de Versailles on vient aussi chercher du
plâtre à Argenteuil, de manière que l'on pulvérise
aujourd'hui trois fois plus de plâtre qu'avant l'établissement des routes et ponts dont il vient d'être
parlé; et que j'estime pouvoir évaluer cette quantité
de plâtre à 2,500 décastères, ce qui, avec 3,000 décastères de plâtre en pierre qu'on peut mettre chaque
année aux ports, ferait 5,500 décastères qu'on exploi-
terait annuellement des carrières d'Argenteuil, commerce triplé depuis vingt-cinq ans pour ce qui est du
plâtre en poudre, et seulement doublé pour celui du
plâtre en pierres [1].

Autrefois le plâtre se vendait sur le port à une mesure de convention nommée *cent*, et qui était de 640
pieds cubes, 16 pieds de longueur sur 10 de largeur
et 4 de hauteur. L'intérieur du toisé était rempli de
cages ou vides à qui mieux mieux et de la manière la
plus frauduleuse. Sur les plaintes portées par les marchands acquéreurs, du temps de la mairie de M. Bernier, dont j'étais le premier adjoint, les abus en
question ont été réformés, non sans beaucoup de diffi-

[1] Compte approximatif fait en 1843.

cultés, et le système métrique a été adopté et mis en usage avec l'établissement d'un juré toiseur responsable de la fidélité de l'intérieur des toisés (année 1828).

Quoique l'exploitation des carrières de plâtre d'Argenteuil ait eu un temps de ralentissement de 1790 à 1818, on peut cependant se former une opinion du terrain que l'on bouleverse au fur et à mesure, par l'étendue de la grande carrière de M. Jean-Jacques Collas, sise terroir de cette commune, lieu dit les Closviers. Cette carrière n'a été ouverte qu'en l'année 1775, et aujourd'hui les éperons et les vides de son exploitation n'ont pas moins de 4 hectares.

Jetant un dernier coup d'œil sur notre commune et revenant aux temps contemporains, je me plais à répéter, et on le reconnaîtra comme moi, que beaucoup d'améliorations s'y sont opérées depuis quelques années, notamment dans les voies publiques, une principalement (l'élargissement du quai de Seine depuis l'axe de la rue de l'Hôtel-Dieu jusqu'à l'angle le plus saillant de l'hôtel de la mairie) : un arrêté du conseil municipal (18 septembre 1851) prescrit que toutes les maisons, cours et jardins devront au fur et à mesure prendre cet alignement.

J'aurais encore bien des choses à dire, mais je laisse à d'autres ce soin s'ils le jugent utile, et je termine en signalant l'inauguration de la station du chemin de

11

fer, qui date du dimanche 27 avril 1851. Cet heureux événement a fondé pour notre commune une ère de prospérité. Les propriétés construites et les terrains propres à bâtir y progresseront en valeur, en même temps que les carrières de plâtre y gagneront de nouveaux débouchés.

FIN DE LA NOTICE SUR LA VILLE D'ARGENTEUIL.

NOTICE

SUR

L'HOSPICE D'ARGENTEUIL

NOTICE

SUR

L'HOSPICE D'ARGENTEUIL

> « Si vous faites du bien, sachez à qui
> » vous le ferez, et vous en serez abon-
> » damment récompensé dans vos propres
> » biens. »
> « Faites du bien à votre ami avant votre
> » mort, et tendez au pauvre une main
> » secourable : Assistez-le selon vos
> » moyens. »
> « N'est-ce pas à d'autres que vous lais-
> » serez les fruits de vos travaux et de vos
> » peines qu'ils se partageront entre eux ? »
>
> (Ecclésiastique, ch. XII, ỳ 1er et
> ch. XIV, ỳ 13 et 15).
>
> Ces préceptes, mis en pratique par nos
> aïeux, ont fait faire le premier fonds de
> l'hospice.

A la page 24 du IVe volume de son histoire du diocèse de Paris, l'abbé Lebeuf dit qu'on ne voit point
qu'il y ait eu de léproserie à Argenteuil, parce que
celle de Franconville lui en servait ; mais qu'il y avait
sûrement, au xive siècle, une *Maison-Dieu*, et que le livre

du visiteur des léproseries de l'an 1351 en fait mention.

« On la trouve ainsi nommée, dit-il, dans l'acte d'une donation qui lui fut faite en 1475, par un habitant de ce lieu, et que l'évêque approuva. Le même auteur ajoute que les Frères de la Charité Notre-Dame, appelés les *Billettes*, à Paris, furent reçus à Argenteuil au gouvernement d'un hôpital pour les pèlerins et pauvres passants, lequel fut cédé, l'an 1629, aux Augustins déchaussés, qui l'administrèrent jusqu'en 1672.

Donc, si nous en croyons l'abbé Lebeuf, auteur véridique, il y aurait plus de quatre cents ans qu'il existe un hôpital à Argenteuil; et ce qui me porte à me ranger de son avis, c'est que la plus ancienne pièce que l'on trouve dans les archives de l'hospice actuel est une supplique adressée par M. Blaise Pierre, alors curé d'Argenteuil [1], à l'archevêque de Paris, ayant pour objet l'institution d'une confrérie de charité pour soigner les pauvres malades, spirituellement et corporellement, est-il dit; et qu'on ne voit pas par cette supplique qu'il se soit agi de monter une maison pour recevoir les dits malades, d'où l'on doit conclure que cette maison existait déjà, et qu'il pouvait même y en avoir deux, dont une communale, et une tenue par les religieux des Billettes pour les pèlerins et pauvres passants, ainsi que l'indiquent d'ailleurs les actes de

[1] Voir page 75.

donations que j'ai cités à la fin de l'histoire de notre commune, pages 136 et suivantes, donations faites aux Charités d'Argenteuil dans les XIIe, XIIIe, XIVe et XVe siècles. De plus, était-il possible qu'il en fût autrement dans cette commune, alors si malsaine et si sujette aux maladies endémiques, inhérentes à sa localité?

L'abbé Lebeuf nous a dit que, dans le XIVe siècle, par suite des guerres et des mortalités, la population d'Argenteuil s'était trouvée réduite à 1,000 habitants. Cela se peut croire également quand on considère surtout qu'en l'année 1348 il y eut en France une peste générale qui fit une prodigieuse quantité de victimes [1] ! Que l'on consulte aussi tous les auteurs qui ont écrit l'histoire de notre pays ! Il en est qui disent qu'à cette époque, en certaines localités, il est mort jusqu'aux dix-neuf vingtièmes de la population. Enfin on verra que jamais en aucun temps, la France n'a été aussi malheureuse qu'en ce siècle, où a commencé en outre avec l'Angleterre une guerre qui a duré, à plusieurs reprises, plus de 100 ans, et dans le cours de laquelle le roi Jean a été fait prisonnier [2].

Pour soutenir la guerre, ce monarque avait rendu

[1] *Abrégé chronologique de l'Histoire de France*, par le président Hénault, tome I, page 296, édition de 1756.

[2] A la bataille dite de Poitiers ou de Maupertuis, qu'il livra au prince Noir, le 19 septembre 1356. Nous avions cependant 80,000 hommes contre 8,000 Anglais. (Président Hénault, tome I, folio 304.

une ordonnance qui prescrivait la levée du *ban* et de *l'arrière-ban*. En 1358, le peuple se souleva contre la noblesse, et les Parisiens, ayant à leur tête Étienne Marcel, prévôt des marchands, se révoltèrent contre le dauphin Charles, qui, peu après, prit le titre de régent. Dans ce même temps encore, le pays était envahi par les Anglais et par le roi de Navarre, Charles, surnommé le *Mauvais*. Ce roi, entré à Paris, y commit toutes sortes d'excès. Il en fut bientôt chassé; mais la ville était sur le point d'être livrée aux Anglais lorsque le régent parvint à rentrer dans cette capitale. On sait combien le peuple fut encore malheureux sous le règne de Charles VI, et pendant une grande partie de celui de Charles VII. Il est donc raisonnable de conclure que c'est dans ces tristes circonstances qu'il a dû être établi à Argenteuil une maison de secours, quelle qu'ait été d'ailleurs sa dénomination.

Lors donc que le curé Blaise Pierre présenta sa supplique (1634), il devait exister à Argenteuil une Maison-Dieu, un hopital ou Hôtel-Dieu; mais où et dans quel quartier était cet établissement? C'est ce que l'on ne pourra probablement jamais savoir. Quels étaient ses revenus? Comment étaient-ils administrés? C'est encore ce qui nous échappe et ce qui se perd dans la nuit des temps. Évidemment l'hôpital, que je crois qui a existé dans ces temps déjà reculés, n'était pas dans la rue de l'Hôtel-Dieu, où la tradition nous a fait connaître que celui qui existe aujourd'hui, quartier de Guienne, a été établi et existait déjà en 1634. En faisant des recherches dans les titres de plusieurs maisons de la rue de l'Hôtel-Dieu, et dans l'étude de M. Binard, notaire, j'ai reconnu que jusqu'à l'année 1620, cette rue se nommait rue des Charrons ; et qu'en 1640, elle avait changé de nom et se nommait rue de l'Hôtel-Dieu, *ci-devant appelée rue des Charrons ;* d'où je conclus que ce n'est que dans l'intervalle de 1620 à 1640 que la Maison-Dieu (comme elle fut d'abord appelée) fut fondée dans cette rue des Charrons, dite ensuite rue de l'Hôtel-Dieu. Cet établissement était dans les bâtiments existants entre cours et jardins de la 3e, 4e et 5e maison, à gauche, en descendant la rue, lesquelles maisons portent aujourd'hui les nos 12 *bis* et 10. Le jardin de l'établissement donnait sur la rue Sainte-Garde, que nous confondons maintenant avec la rue de Traverse, laquelle ne s'étend que du carrefour Sainte-Garde au bas de la rue des Vaches, jusqu'aux rues de la Corne et de l'Hôtel-Dieu, tandis que la dite rue Sainte-Garde ne va que du carrefour Sainte-Barbe à la rue des Vaches, aujourd'hui rue Centrale. Les mâisons construites sur le terrain du jardin dont il est question n'ont été bâties que depuis soixante à quatre-vingts ans et sont d'un parfait alignement. Toutes ces conjectures de ma part sur la première maison hospitalière sont cependant sus-

ceptibles de se modifier par le peu d'importance que
pouvait avoir cet établissement, dont les plus grands
revenus étaient fondés sur la charité publique. Je rappelle ici que la commune d'Argenteuil avait d'ailleurs
le droit de faire transporter ses malades à la maladrerie ou léproserie de Franconville, et c'est sans
doute l'espèce d'abandon ou de mauvaise administration de la Maison-Dieu d'alors qui aura déterminé le
curé Blaise Pierre, originaire d'Argenteuil, secondé
par l'illustre et vénérable saint Vincent de Paul, ancien curé de Clichy, à provoquer l'établissement d'une
confrérie de femmes de charité pour soigner les pauvres malades. Cette supplique, écrite sur un parchemin
de la grandeur d'une peau de mouton tout entière,
n'étant bientôt plus lisible à cause du changement
d'orthographe, j'en ai fait faire une copie que voici
textuellement :

A Monseigneur, Monseigneur
l'Illustrissime et Révérendissime Archevêque de Paris
ou Mons. son Grand Vicaire.

Supplie humblement Messire Pierre (Blaise), prêtre,
bachelier en droit canon, curé d'Argenteuil, disant
qu'ayant su les grands biens qui arrivent de l'établissement de la Charité des pauvres malades aux lieux
où elle est établie, désirerait la faire établir en la
paroisse dudit Argenteuil, selon les règlements ci-

dessous, et ce considéré, Monseigneur, il vous plaise permettre l'établissement de la dite confrérie au dit Argenteuil, et d'approuver les dits règlements, et de commettre maître Vincent de Paul, supérieur de la congrégation des Prêtres de la Mission, pour former le dit établissement, et le dit suppliant et ses paroissiens prieront Dieu pour votre heureuse et longue vie.

DE LA FIN POUR LAQUELLE LA CONFRÉRIE SERA INSTITUÉE.

La Confrérie de la Charité sera établie en l'église paroissiale du dit Argenteuil pour honorer Notre Seigneur Jésus, patron d'icelle, et sa sainte mère, et pour assister les pauvres malades du dit Argenteuil spirituellement et corporellement : spirituellement en procurant que ceux qui mourront partent de ce monde en bon état, et que ceux qui survivront fassent résolution de ne jamais plus à l'avenir offenser Dieu ; et corporellement, en leur administrant ce qu'il faudra pour leur nourriture, finalement pour accomplir l'ardent désir qu'a Notre-Seigneur que nous nous aimions les uns les autres.

DU PATRON.

Le patron de la confrérie sera Notre-Seigneur Jésus-Christ, qui est la charité même.

DE QUELLES PERSONNES ELLE SERA COMPOSÉE.

Elle sera composée d'un certain nombre d'honnêtes et pieuses femmes et filles dont celles-là ne seront admises que du consentement de leurs maris, et celles-ci de celui de leurs père et mère, lesquelles seront appelées *Servantes des Pauvres;* et d'un honnête habitant qui sera leur procureur.

DES OFFICIÈRES.

Les servantes des pauvres en éliront trois d'entre elles qui auront la direction de la dite confrérie, avec l'avis de M. le curé, et celui du dit procureur, dont l'une des dites directrices ou officières sera prieure, une autre, première assistante, et l'autre seconde.

DE LA SUPÉRIEURE.

La supérieure fera son possible pour que le présent règlement s'observe en toutes ses parties : que chacune des servantes des pauvres fasse son devoir, que les pauvres soient bien assistés ; et elle procurera l'augmentation du revenu de la dite confrérie, gardera une des clefs du coffre où se tiendra l'argent d'icelle, et renverra les pauvres malades au soin de la dite confrérie après avoir été confessés et communiés.

DE LA PREMIÈRE ASSISTANTE.

La première assistante servira de conseil à la prieure, gardera l'argent du couvent, de la dépense, et l'une des clefs du coffre dans lequel le surplus de l'argent sera gardé, et en rendra compte tous les ans le jour de Saint-Louis.

DE LA SECONDE ASSISTANTE.

La seconde assistante servira aussi de conseil à la prieure, gardera les meubles de la dite charité, et re-blanchira le linge.

DU DEVOIR DE CHAQUE SERVANTE DES PAUVRES.

Elles regarderont les pauvres malades comme leurs enfants desquels Dieu les a constituées mères, les ser-viront de la manière ci-dessous, chacune leur jour ; quêteront tour à tour les dimanches à l'église, assiste-ront à la messe de la dite confrérie qu'elles feront dire les premiers dimanches du mois aux dépens de la dite confrérie, et aux litanies qui se chanteront le susdit dimanche, après vêpres, et celles qui pourront le faire commodément se confesseront les dits premiers diman-ches du mois, diront le chapelet trois fois à la mort de chaque servante des pauvres et une fois pour chaque pauvre qui mourra et qu'elles auront assisté; une fois le *Pater* et l'*Ave*, le matin et le soir pour la conservation spirituelle et temporelle de la dite confrérie, et pour ceux qui lui feront du bien.

DE LA MANIÈRE QUE LES SERVANTES DES PAUVRES TIENDRONT POUR SERVIR LES DITS MALADES.

Elles serviront les dits pauvres malades, chacune leur jour, comme dit est; de façon que celle qui sera de jour ira prendre la chair chez le boucher, le pain chez le boulanger, et le vin à l'hôtellerie, avec des tailles sur lesquelles elle fera marquer ce qu'elle prendra. Elle apprêtera le dîner, le portera aux malades; les fera dîner à neuf heures du matin, et fera de même pour le souper, environ cinq heures du soir, et celle-ci ayant fait sa journée, elle avertira celle qui doit la suivre comme quoi c'est à elle de servir les malades le lendemain; lui baillera les tailles et lui dira le nombre et l'état des malades.

DE LA MANIÈRE DE NOURRIR LES MALADES.

Chaque malade aura quatre ou cinq onces de chair de mouton, ou de veau pour chaque repas, autant de pain qu'il en pourra raisonnablement manger, et un demi-septier de vin, mesure de Paris. Aux jours maigres, au lieu de chair, il aura deux œufs pour chaque repas.

DE LA CHARITÉ MUTUELLE ENTRE ELLES.

Elles s'entre-chériront comme des sœurs qui font profession d'honorer Notre-Seigneur en même esprit, en la vertu qu'il a plus parfaitement pratiquée, et plus affectionnée et recommandée qui est celle de la charité, et, à cet effet, elles s'entre-visiteront et s'entr'aideront saines et malades, prieront les unes pour les autres, notamment au temps de maladie et à la mort, comme dit est; bref, feront tout leur possible à ce qu'elles partent de ce monde en bon état, et feront dire deux services pour celles qui décéderont là, le tout néanmoins sans obligation de péché mortel ni véniel.

DE L'ÉLECTION DES OFFICIÈRES ET DU COMPTE DE LA TRÉSORIÈRE.

L'élection des officières et de leur prieure se fera de deux ans en deux ans, le jour et suivant Saint-Louis, par les servantes des pauvres, à la pluralité des voix ; et les comptes se rendront le même jour, en la présence du dit sieur curé et de chacune, en la chapelle de la dite charité, et sera tenue la trésorière de remettre entre

les mains de celle qui lui succède l'argent qu'elle a de
reste en même temps ; et la seconde assistante sera
également tenue de bailler aussi en même temps les
meubles à celle qui la suit.

« Nous, Jean-François de Gondi, archevêque de
» Paris, conseiller du roi en son conseil d'État et
» privé, et grand-maître de sa chapelle, après avoir vu
» la requête et les règlements de la Confrérie de la
» Charité, ci-dessus, avons approuvé et approuvons
» lesdits règlements, et permis au sieur Vincent ou
» autre prêtre de la susdite Mission, d'établir la dite
» Confrérie de la dite Charité en la paroisse d'Argen-
» teuil, à la charge que les exercices qui devront se
» pratiquer les premiers dimanches du mois se feront
» hors le temps auquel on a accoutumé de faire le di-
» vin service de paroisse, et avons donné de plus qua-
» rante jours d'indulgence, le premier dimanche de
» chaque mois, à ceux qui entreront dans la dite con-
» frérie.

» Fait à Paris, le 17e jour de mars, mil six cent
» trente-quatre.

» Signé : D. E. Gérard, vicaire-général. »

« Nous, Vincent de Paul, prêtre, supérieur des prê-
» tres de la Congrégation de la Mission, faisons foi à
» tous ceux qu'il appartiendra, qu'en vertu de la per-

» mission ci-dessus de Mgr l'illustrissime et révéren-
» dissime archevêque de Paris, par laquelle nous
» avons été commis pour l'établissement de la Confré-
» rie de la Charité en l'église d'Argenteuil, nous, de
» l'autorité susdite, le peuple étant assemblé, après
» leur avoir fait entendre en quoi consiste la dite con-
» frérie, et reçu les noms des ci-dessous nommés et
» signés qui ont déclaré désirer être associés à la dite
» confrérie, avons icelle établie et établissons au dit Ar-
» genteuil, et ce fait, avons procédé à l'élection des
» officières et d'un procureur; et ont été nommées
» officières à la pluralité des voix.

   » Savoir :

   » Dame Louise Imard, femme de M. Jean Dubois,
» marchand drapier au dit Argenteuil, pour supé-
» rieure ;
   » Anne Féron, femme de Macé, marchand boucher,
» pour trésorière ;
   » Marguerite Labilon, veuve d'Antoine David, pour
» garde des meubles ;
   » Et le dit Macé, boucher, pour procureur.
   » Fait au dit Argenteuil, le jour de Saint-Barthé-
» lemy, vingt-quatre août, mil six cent trente-quatre.

      » Signé : VINCENT DE PAUL. »

Suivent les signatures.

Plus bas, B. Pierre, avec paraphe des trois officières et de soixante-neuf femmes ou filles, agrégées les
premières à cette confrérie.

Ainsi, comme on le voit, c'est par erreur que l'on a
jusqu'ici présenté aux curieux cette supplique en parchemin comme étant la pièce primitive et de fondation
de l'hospice d'Argenteuil, ce que je croyais moi-même
avant mes recherches. Selon qu'il résulte du commencement du paragraphe troisième, page 192, ce n'est tout
simplement qu'un règlement établi par l'autorité religieuse, auquel des femmes et des filles charitables se
sont soumises, et suivant les dispositions duquel la
maison a été régie et administrée jusqu'à l'ordonnance de Louis XIV, en date du 12 décembre 1698.

La maison a donc continué d'être régie maternelle-
ment par les dites dames de charité, depuis 1634 jusqu'en 1699. Pour tout registre de ce temps-là, je n'ai
trouvé qu'un cahier d'environ une douzaine de feuilles
de la grandeur du papier à lettres grand format, sur
lequel sont inscrites plusieurs délibérations en sept à
huit lignes seulement, et formant reddition de compte
et d'échange au profit des sœurs trésorières. Ce cahier
contient douze années d'exercice, de 1662 à 1674, et
de toutes les délibérations qu'il mentionne, voici textuellement la plus importante, que je rapporte pour
donner une idée du système administratif d'alors.

EXTRAIT DE LA DÉLIBÉRATION DU BUREAU DE LA CHARITÉ, EN DATE DU 24ᵉ JOUR DE FEUBVRIER, DE L'ANNÉE 1669.

« Pendant la mission qui s'est faite à Argenteuil, les sœurs de la Confrérie de la Charité et leur procureur s'*estant* assemblés en présence de messire Olivier Blondis, curé du lieu, de M. Potheron, prêtre et chapelain de la dite confrérie, et de M. Tholard, directeur de la mission, il a été résolu que dorénavant on ne donnerait plus d'argent aux pauvres malades, mais seulement ce qui leur est nécessaire pour leur vivre et médicaments, comme il est porté par le règlement approuvé par Mgr l'archevêque de Paris, et que la trésorière de la dite confrérie tiendra compte de tout ce qu'on donne à la dite confrérie, et du nom des pauvres qui y auront été reçus, aussi bien que de la dépense qui y aura été faite par eux, de toutes lesquelles choses le procureur tiendra contrôle comme il est dit au règlement; autre plus, il a été résolu dans la dite assemblée que tous les dimanches et principales fêtes de l'année, on fera la quête dans l'église ainsi qu'il se pratique partout ailleurs. Ensuite des dites résolutions, quelques personnes s'étant présentées pour être enrôlées dans la dite confrérie, ont été reçues dont les noms sont inscrits ci-après.

» Fait au dit jour et an que dessus, en foi de quoi nous avons signé le présent acte.

» Ainsi signé Blondis, Potheron, Dufour, et Jacques Tholard, prêtre de la Congrégation de la Mission. »

Suivent les noms des douze nouvelles sœurs inscrites.

Sur un autre cahier, mais de la dimension du papier à écolier, j'ai reconnu que le premier procureur gérant l'établissement de la Charité (est-il dit) était comme on le voit, page 197, M. Macé, boucher, qui a exercé depuis le 24 août 1634 jusqu'en 1654, où il fut remplacé par :

Antoine Dufour, lequel a rempli cette fonction jusqu'en 1674. — Il a eu pour successeurs :

Fiacre Duchesne, de 1674 à 1687 ;
Claude Bouchard, de 1687 à 1690 ;
Claude Delaulne, de 1690 jusqu'en 1698.

Le dit étant décédé en fonctions, fut remplacé par son frère, Denis Delaulne Démarchais ; mais l'ordonnance du roi ayant changé le système administratif, ou pour mieux dire, en ayant créé un, et prescrit la nomination de deux administrateurs et d'un trésorier, le dit Denis Delaulne Démarchais a été le premier trésorier, fonctions qu'il a cumulées avec celles d'administrateur jusqu'au 1er janvier 1704. — Jean Bouchard était son collègue à l'administration [1].

[1] La famille Delaulne était propriétaire d'une carrière de plâtre qu'elle a fait valoir pendant près d'un siècle, tant à ciel

Pendant les quarante-six années qu'elles ont régi la maison, les dames de la Confrérie de la Charité étaient chargées des recettes et dépenses, et il paraît que les principaux revenus étaient puisés dans la charité publique, car ces dames recevaient des aumônes et faisaient des quêtes qui suffisaient aux dépenses de charges de bouches (*sic*) et ainsi qu'il appert par plusieurs comptes. C'était toujours le 25 août après les vêpres, et en grande solennité que se rendaient leurs comptes. Au besoin, le procureur-gérant et receveur des rentes donnait aux dites dames les deniers provenant de ses recettes particulières. Il y avait aussi un rôle pour les pauvres. On donnait moitié du produit au procureur-gérant, et moitié au curé pour être distribuée aux pauvres honteux. Je n'ai trouvé aucune date de distribution du produit de ce rôle que celle du 14 janvier 1744, où Pierre Fauvette, receveur du dit rôle, a payé au trésorier de l'hospice la somme de cent onze livres pour moitié (est-il dit) du rôle des pauvres, l'autre moitié à M. le curé pour les pauvres honteux.

ouvert qu'en cavage, notamment au canton dit : *du Clos*. Cette famille, qui avait beaucoup de fortune, s'est retirée à Paris. Elle était propriétaire de la maison de M. Aubry, la première en entrant à gauche par la porte *Bultée*. Cette maison a été démolie pour faire place à celle qui existe aujourd'hui, en l'année 1798.

Mais la confrérie, instituée par M. Blaise Pierre, curé, et par saint Vincent de Paul, avait vieilli en quarante-six ans, et malgré les soins et les efforts de M. Blondis, alors curé, il paraît que cette confrérie ne s'est pas soutenue, et que le service des dames hospitalières de la confrérie a été confié à une association de cinq filles qui ont passé acte d'association entre elles le 13 septembre 1680, du consentement de l'assemblée générale des administrateurs, syndics et marguilliers tenue à cet effet, et que le 9 mai 1700, les dites cinq filles, servant les pauvres de l'hôpital, se sont fait un don mutuel par-devant notaire, par lequel acte elles se sont donné à elles et à celles qui leur succéderont deux parties de rentes, leurs meubles et ustensiles et provisions de nourriture, et en cas de non remplacement que les dits effets mobiliers restent au profit de la maison des pauvres malades d'Argenteuil (ceci copié textuellement). Jusqu'en 1674 ça été la supérieure des dames de charité qui a rempli les fonctions de trésorière chargée des recettes et de toutes les dépenses.

J'ai fait connaître combien les temps avaient été malheureux sous le règne du roi Jean, et sous celui des rois Charles VI et Charles VII. Sous Louis XI, Charles VIII, Louis XII[1], et dans le commencement du

---

[1] Louis XII, surnommé le *Père du peuple.*

règne de François Ier, le peuple fut plus heureux;
mais sous ce dernier monarque le bien-être ne fut pas
de longue durée ; bientôt la guerre se ralluma [1], et
François Ier fut fait prisonnier à la bataille de Pavie,
livrée le 24 février 1525. Sous Henri II et ses trois fils
(François II, Charles IX et Henri III), et encore dans
les premières années du règne de Henri IV [2] les guerres
civiles s'étant jointes aux guerres étrangères, le
peuple fut extrêmement malheureux. Alors, dans ces
temps de souffrance on ne trouvait de consolation que
dans les exercices de piété et de charité, disposition
qui s'entretint et s'accrut même d'une manière notable dans le xviie siècle, stimulée par saint Vincent
de Paul, puis par Bossuet qui était locataire du château du Marais ; et plus tard par l'abbé Fleury, resté
dix-huit ans possesseur du prieuré d'Argenteuil ; enfin par une foule d'autres dignes prêtres. Il était devenu de bonne pratique pour les gens aisés de faire
du bien aux pauvres, et comme les hommes sont en
général imitateurs, et qu'ils se conduisent d'ordinaire
d'après les exemples qu'ils reçoivent des classes supérieures, l'esprit de charité s'est étendu de rang en
rang jusqu'aux conditions les plus humbles, et c'est
ainsi que l'établissement qui nous occupe, auquel on

[1] Par suite de la rivalité entre François Ier et Charles-Quint.
[2] Jusqu'à la paix de Vervins en 1598.

ne connaissait avant 1634 aucun autre revenu que la charité publique, s'est enrichi successivement, et presque tout à coup, par une quantité prodigieuse de dons et aumônes qui lui ont été faits, en argent comptant, en rentes, en maisons et en biens ruraux, et dont il convient par reconnaissance de nommer les donataires et bienfaiteurs, ainsi qu'il suit :

En 1636, M. Ragaru, conseiller du roi en ses conseils, propriétaire de la dernière maison quai de Seine, côté sud-ouest, donne une somme de quinze cents livres sans aucune charge [1].

[1] La propriété de M. Ragaru s'étendait de la rue de Seine à celle de la voie Verte. Les beaux murs qui entourent cette propriété ont été rebâtis en 1676 ; l'alignement donné le 21 mars, prescrit dix pieds de largeur à donner à la rue. — (Archives des Bénédictins, 10e liasse, déposées aux archives de Versailles).

	En argent.	En rentes.
	liv. s.	liv. s.
Donné, disons-nous, par M. Ragaru . .	1,500.»»	
En 1644, Leroux et Marie Dubois, sa femme, constituent sur leurs propres biens une rente perpétuelle de . . .		16.13
En 1656, Nicolas Potheron et son épouse constituent une rente, idem de . . .		16.13
En 1658, Roch Lecomte constitue au profit de la charité.		11.02
En 1660, le même et sa femme donnent .		33.06
En 1663, Nicolas Nicole et Jeanne Bonjour, sa femme.		10.»»
En 1666, Marc Potheron, prêtre, donne.		3.06
En 1671, Marguerite Bignon donne . .		2.»»
En 1674, le sieur Olivier Pierre, marchand à Argenteuil, donne, au nom de son fils Jean-Pierre, décédé		11.02
Même année (1674), M. Coiffier, prêtre, donne une rente annuelle de. . . .		12.»»
Plus 20 liv. par an faisant le revenu de biens ruraux qu'il a aussi abandonnés. Estimés, les dits biens.	400.»»	
Idem en 1674, le même sieur René Coiffier, prêtre, seigneur de Roquemont, demeurant à Paris, paroisse Saint-Médéric, a, par son testament ouvert le 20		
Report.	1,900.»»	116.02

12

	En argent.	En rentes.
	liv. s.	liv. s.
Report.	1,900.»»	116.02

juin, légué à l'hôpital d'Argenteuil, sa maison et dépendances d'icelle (cour et jardin), et sise rue des Murs-Fondus, quartier de Guienne, ainsi qu'elle se trouvera être au jour de son décès pour servir (est-il dit) à loger plus commodément les pauvres malades de la Maison-Dieu. . , ...

Cette donation faite sans autres charges que celle de laisser sa gouvernante jouir sa vie durant de la petite maison d'à côté et qui contenait, cour et jardin compris, 45 perches de terrain enclavé dans le surplus du clos dont il sera parlé. Cette petite maison était où est l'entrée du clos de l'hospice, angle ouest de cette propriété; et la grande maison, séparée de la petite par la ruelle du Rempart, occupait la portion du jardin tenant immédiatement à cette ruelle jusqu'à l'alignement de plus de la moitié de la première grande salle, et telle qu'elle pouvait être, cette maison de M. de Roquemont a servi d'hôpital

À reporter.	1,900.»»	116.02

	En argent.	En rentes.
	liv s.	liv. s.
Report.	1,900.»»	116.02

pendant 45 ans (depuis 1675 jusqu'en 1719). Il y avait déjà douze lits à cette époque : savoir : trois dans chacune des salles du rez-de-chaussée pour les hommes, et trois dans chacune des grandes chambres au-dessus des dites salles pour les femmes. En 1703, il fut établi une chapelle où, suivant la permission de l'archevêque de Paris, en date du 5 mars de la dite année, il a été dit la messe. Rien ne renseigne sur la valeur de cette maison de M. de Roquemont.

Sur l'emplacement du bout de la première salle, près de la chapelle actuelle, sur celui de la seconde salle et jusqu'à la maison voisine, et depuis la rue jusqu'à la ruelle de M. Aubry, existaient trois maisons de vignerons avec cours et jardins, qui avaient été vendues en l'année 1644 par Mme Louise Croiset, épouse de M. Michel Larchet, écuyer, valet de chambre du roi, de son mari autorisée, la première des dites maisons à Toussaint Yon, carrier, moyennant 37 livres 10

	En argent.	En rentes.
A reporter.	1,900.»»	116.02

	En argent.	En rentes.
	liv. s.	liv. s.
Report.	1,900.»»	116.02

sols de rente ; la seconde à Denis Roberge, moyennant 32 liv. de rente, et la troisième tenant M. Bignon, à Claude Tarret, moyennant aussi 37 liv. 10 sols de rente, total 107 liv., capital 2,140 liv. Les dits Yon, Roberge et Tarret, dont les familles existent toujours à Argenteuil, n'ayant pas pu servir et continuer chacun la rente qu'il devait, et ayant en outre laissé dégrader leurs maisons, la dite dame Larchet a obtenu contre ces débiteurs un jugement d'expropriation en date du 17 juillet 1714, et, le 19 novembre même année, elle a vendu les dites trois maisons à MM. les Administrateurs de l'hospice, dûment autorisés par délibération en date du 17 juin dite année 1714, par contrat passé devant Coquelin, alors greffier-tabellion à Argenteuil, moyennant la somme de 2,000 francs, qui ont été payés comptant par Simon Defresne, alors trésorier, accompagné des sieurs Arnoult et Duny, administra-

A reporter.	1,900.»»	116.02

	En argent.	En rentes.
	liv. s.	liv. s.
Report.	1,900.»»	116.02

teurs. Le jugement a coûté 6 à 700 liv. de frais, ce qui fait de 7 à 800 liv. que Mme Croiset a perdu de son argent; mais à la lecture des pièces, il m'a paru que les époux Larchet avaient eu en vue de faire un cadeau à l'hospice en lui abandonnant ces trois maisons pour 2,000 liv.; ainsi, je range M. et Mme Larchet au nombre des bienfaiteurs de l'établissement.

En 1675, Catherine Regnard donne deux parties de rente, ensemble		7.15
Même année, Marguerite Dubois, veuve Touzelin, donne sans charge 7 livres 10 sols de rente.		7.10
Même année, Nicole Bignon, veuve d'André Bessin, fonde une rente annuelle et perpétuelle de		11,05
Même année, Claude Bouchard et Geneviève Hornet, son épouse, donnent . .		5.17
Idem, les mêmes donnent de nouveau. .		5.11
En 1676, des habitants d'Argenteuil, qui ont voulu garder l'anonyme, ont donné 200 liv. pour fonder 10 liv. de rente. .		10.»»
A reporter.	1,900.»»	164.00

12.

	En argent.	En rentes.
	liv. s.	liv. s.
Report.	1,900.»»	164.00
En 1677, Denis Regnard aîné donne . .		21.17
Même année, Éloi Lucas donne une rente de.		3.08
Même année, Nicolas Girardin donne. .		11.06
Même année, Blaise Bricard donne. . .		»».15
Même année, M. Leclerc, vivant, conseiller au parlement, charge ses héritiers de payer à l'hospice une somme due par Mathurin Duny et Marie Lecomte, sa femme, laquelle somme s'élève à. . .	300.»»	
Plus donne et lègue par son testament, y celui passé, cinq parties de rente, ensemble de		62.10
En 1678, Thomas Duny, vigneron, et sa femme Martine Mâle donnent. . . .		15.»»
En 1679, Mme veuve Assadé et Mlle Groissier, sa sœur, donnent 18 liv. 10 sols de rente		18.10
Idem, Mme veuve Assadé, née Louise Groissier, donne seule		4.10
En 1680, la même donne.		4.»»
Même année, Nicolas Girardin, déjà nommé, donne.		2.15
A reporter.	2,200.»»	308.11

	En argent.	En rentes.
	liv. s.	liv. s.
Report.	2,200.»»	308.11
Même année (1680), Catherine Regnard et Geneviève Pillé		18.14
Même année, veuve Louis Coquelin, née Marie Mercier		17
Même année, veuve Assadé, née Louise Groissier, déjà nommée, donne . . .		5.15
Idem 1680, 11 avril, la même donne . .		9.16
Idem 1680, M. Henri Girardin, prêtre, né à Argenteuil, donne		14.»»
1681, demoiselle Groissier, veuve Gaspard Assadé, donne.		6.07
Idem 1681, la même donne.		5.15
1681, id., Mme Anne Lemercier, de Paris, donne.		12.»»
1681, id., Pierre Raffron et Madeleine Regnard, sa femme.		30.»»
1681, id., M. Henri Lecomte, prêtre, donne.		13.15
1683, Marguerite Lecomte		5.»»
1684, Michel Blondis et Denise Roberge, sa femme.		10.10
1685, M. Nicolas Bricard, prêtre d'Argenteuil, donne.		75.»»
A reporter.	2,200.»»	516.»»

	En argent.	En rentes.
	liv. s. 2,200.»»	liv. s. 516.»»
Report.	2,200.»»	516.»»
1685, id., Étiennette Noël, veuve David Leroux.		4.»»
1686, Françoise Morin, veuve Pierre Corté, donne.		5.»»
1686, id., Robert Mercier, Barbe Mercier, veuve Simon, Brinard et Geneviève Halbout donnent		4.10
1686, id., Nicolas Ruelle donne . . .		2.10
1686, id., dame Alix Martin, fille majeure, donne.	1,000.»»	
1686, id., Mme Alix Martin, donne. . .		11.02
1686, id., la même donne pareille rente à recevoir chez un autre débiteur. . .		11.02
1686, id., la même donne encore . . .		30.»»
1687, M. Pierre-Louis Aubry, marchand orfévre à Paris, et Marie Pigeon, sa femme, donnent		35.»»
1687, id., Pierre Lhérault et Madeleine Tarret, sa femme, donnent		42.»»
1687, id., Jean Tarret, Jean Defresne et leurs femmes donnent.		4.19
1687. id., Antoine Fauvette constitue sur sa maison		15.»»
A reporter. . . .	3,200.»»	631.03

	En argent.	En rentes.
	ilv. s.	ilv. s.
Report.	3,200.»»	681.03
1688, Pierre Brasseau et Geneviève Girardin, sa femme		7.13
1688, id., Pierre Brasseur, maçon, et sa femme.		3.»»
1688 id., veuve Assadé, née Louise Groissier, déjà plusieurs fois nommée. . .		8.05
1688, id., la même veuve Assadé . . .		8.11
1689, la même donne, rente due par Michel et Jacques Meslin		13.04
1690, la même, rente due par Jacques Pionnier.		18.12
1690, id., la même, rente hypothéquée sur la maison dudit Pionnier		9.»»
1690, id., la même donne, hypothéquée sur deux pièces de terre, une rente, id. de		9.»»
1691, demoiselle Geneviève Hornet, veuve Bouchard.		11.»»
1692, M. Rapoil		2.10
1692, id., Antoine Dufour, officier de Mme la duchesse d'Orléans		3.»»
1693, veuve Assadé, née Louise Groissier, déjà bien des fois nommée, donne . .		20.12
1693, veuve Fontaine.		5.09
A reporter.	3,200,»»	800.19

	En argent.	En rentes.
	liv. s.	liv. s
Report.	3.200,»»	800.19
1694, là même.		22.04
1694 id., M. Motheron donne pour le soulagement, etc.		18.»»
1694, id., M. Rousselet et Anne Galleran, sa femme.		21.04
1695, Anne Coutant, rente due par Jean Defresne		5.»»
1696, rente constituée par Guillaume Fontaine		25.»»
1697, ordonnance du roi qui donne les biens de la maladrerie de Franconville et de celle de Saint-Leu.		
(On y reviendra après l'énumération des dons particuliers.)		
1698, M. Charles Delaulne donne . . .		30.»»
Dons en argent et effets mobiliers faits du 25 juillet 1687 au 25 août 1690.		
(Extraits du compte de M. Bouchard, premier compte rendu, conformément aux instructions de l'autorité supérieure.)		
1688, 18 septembre, veuve Martin Bernard donne en espèces.	67.»»	
1688 id., Catherine Régnard donne en		
A reporter.	3,267.»»	922.07

	En argent.	En rentes.
	liv. s.	liv. s.
Report.	3,267.»»	922.07
espèces (le 20 octobre).	50.»»	
1689, 24 octobre, Jacques Mignot donne un justaucorps, une paire de chaussures et un chapeau, le tout estimé. . . .	10.»»	
1689, id., les enfants de feu Antoine Mouhy donnent	1.10	
Du compte de M. Claude Brûlé, trésorier, du 27 août 1690 au 1er février 1697.		
Recettes extraordinaires.		
1690, 16 septembre, Catherine Leroux, à son décès, a légué	101.»»	
1690, id., 8 décembre, demoiselle La Chapelle a légué.	57.»»	
Sans date, Mme Capu, veuve Dorangeon, a légué, à son décès	400.»»	
1692, 3 janvier, la veuve Jacques Lecomte.	19.»»	
Sans date, M. Gillaume-François Lefèvre .	47.»»	
1693, 8 septembre, Mme Marie Chandellier a donné.	18.»»	
Sans date, suivant sa dernière volonté, M. Halde a donné	75.»»	
Feu M. Jean Hédouin, par les mains de		
A reporter.	4,045.10	922.07

	En argent.	En rentes.
	liv. s.	liv. s.
Report.	4,045.10	922.07
M. le vicaire.	58.»»	
De M. Canappe, prêtre, à son décès . .	10.»»	
1693, 24 octobre, de la veuve Legrand, Cent Suisses.	60.»»	
Sans date, de la veuve Leroux	6.»»	
1694, 16 décembre, de Vincent Landry et Marie-Anne Bignon, sa femme. . .	100.»»	
1695, 24 avril, de Claude Touzelin, des mains de M. Collas, prêtre	9.»»	
1695, id., de la veuve Lemoine, des mains de M. le vicaire.	12.»»	
Sans date, de M. de Lombrailles, brigadier des armées du roi.	120.»»	
1696, 2 juin, de M. le chevalier de Croisselin.	11.»»	
1696, id., 15 juillet, du même, des mains de M. Gaultier, son valet de chambre, la somme de.	18.»»	
1696, id., 4 septembre, du même, par les mains du même.	24.»»	
1696, id., 24 id., du même, par le même.	25.»»	
1696, id., 24 novembre, du même, par le même.	42.»»	
1696, id., 24 décembre, du même, par le À reporter.	4,540.10	922.07

	En argent.	En rentes.
	liv. s.	liv. s.
Report. , . . .	4,540.10	922.07
même.	28.»»	
1697, 10 mars, du même, par les mains de M. Girault	72.»»	
Du même, par les mains de M. Gaultier, valet de chambre	48.»»	
Du même, par le sieur Lesle.	48.»»	
1697, 2 septembre, par le sieur Gaultier, valet de chambre du même chevalier de Croisselin, reçu.	42.»»	
1697, id., 10 septembre, de M. Duplessis-Rosach, pour les pauvres	300.»»	
1697, id., 1er novembre, de M. le chevalier de Croisselin, par le sieur Gaultier.	42.»»	
1697, 27 décembre, du même, par le même.	42.»»	
1698, 2 avril, du même, par les mains du frère Sylvestre	78.»»	
1698, id., 22 juin, de Mgr l'archevêque de Paris	14.»»	
1698, id., 30 juin, de M. le chevalier de Croisselin, par Gaultier	72.»»	
1698, 1er octobre, du même, par le même,	66.»»	
Extrait du compte de M. Claude Delaulne-Desmarchais, de 1698 à 1700.		
A reporter.	5,392.10	922.07

	En argent.	En rentes.
	liv. s.	liv. s.
A reporter.	5,492.10	922.07
Sans date, fait recette extraordinaire de la somme de 741 liv. 10 sols, qu'il a reçue de Mgr le cardinal de Coislin. . . .	741.10	
1700, 7 novembre, reçu de Mgr l'évêque de Meaux.	130.»»	
Sans date, de M. le chevalier de Croisselin.	108.»»	
Des héritiers de Jacques-Thomas Delaisement	75.»»	
Nota. Il manque les comptes de 1700 à 1704, de M. Lamirault, trésorier.		
Du compte de M. Denis Duchesne, de 1704 à 1707, il a été extrait ce qui suit :		
1704, 17 novembre, de M. Arnould, reçu 5 liv pour la permission donnée à deux mariniers de charger du plâtre le dimanche	5.»»	
Du dit jour, reçu d'un marinier 15 sols pour la permission accordée de remettre du vin d'un bateau dans un autre .	»».15	
1706, 14 mai, de la veuve Raffrou, 18 liv. qu'elle a dit être pour legs que son mari a entendu faire aux pauvres	18.»»	
1701, 1708 et 1709, Jean Auger, trésorier. Son compte rendu le dimanche		
Report.	6,470.15	922.07

	En argent.	En rentes.
	liv. s.	liv. s.
Report.	6,470.15	922.07
1713, après plusieurs sommations et autres poursuites, aucune recette extraordinaire de constatée.		
De 1710, 1711 et 1712, aucun compte de ces trois années aux archives.		
Compte de Simon Defresne, de 1713 à 1718 :		
1715, le 23 avril, a reçu des héritiers de Mme Gnilbert, pour legs et dernière volontés, la somme de.	100.»»	
1717, M. Simon Collas, prêtre, donne en espèces la somme de	650.»»	
Plus, tout son mobilier, estimé. . . .	300.»»	
1717 id., Madeleine Casseux, veuve Gentil, donne en espèces	300.»»	
1718, demoiselle Marie Guilbert et Marguerite Durand, de Paris, donnent la somme de 2,000 liv., à la charge de leur en payer la rente leur vie durant.	2,000.»»	
1723, demoiselle Michelle Nostré, sœur de l'hôpital Saint-Louis, d'Argenteuil, y demeurant, donne	300.»»	
1725, M. Lamirault, ancien administrateur et trésorier, de 1700 à 1703 (ses		
A reporter.	10,120.15	922.07

	En argent.	En rentes.
	liv. s.	liv. s.
Report. . . .	10,120.15	922,07
comptes n'existent pas aux archives), donne, une fois payée, à la charge de faire dire à perpétuité trois messes basses à la chapelle du dit hôpital pour le repos de son âme, la somme de . .	300.»»	
1723, Mme (nom illisible), bourgeoise de Paris, donne la somme de 3,000 liv. à charge de lui fournir sa vie durant deux chambres ayant vue sur la rivière, qu'elle meublera à son usage, mais lesquels meubles resteront après son décès	3,000.»»	
Le 21 février, par legs de M. Simon Defresne, ancien trésorier et administrateur	150.»»	
1732, le 13 juillet, M. Lamirault, déjà nommé	300.»»	
1733, le 3 novembre, M. Guillot, pour legs de Marie-Thomas de Cormeilles, donne une fois payées.	900.»»	
1733, id., Mme Nicole Gouffé, veuve Santé, donne la somme de 1,289 liv. . . .	1,289.»»	
1733, id., Mme Élisabeth Delabattre, veuve Claude Leroux, écuyer, sieur de Châ-		
A reporter.	16,059.15	922,07

	En argent.	En rentes.
	liv. s.	liv. s.
Report.	16,059.15	922,07
teau-Père, donne la somme de 700 liv.	700.»»	
1734, Nicole Dérouet donne tout son mobilier, estimé 140 liv., et quatre parties de rente, ensemble.	1,800.»»	
1734, 27 janvier, M. le curé d'Argenteuil, pour condamnation prononcée contre lui au sujet de Jacques Lecomte, trésorier de la sœur Nostré, attachée au service de l'hôpital, la somme de 58 liv. 8 sols.	58.08	
1740, 25 mars, Mᵐᵉ veuve Divany fait donation à l'hospice de la somme de 1,000 liv., à la charge d'être reçue sa vie durant à la maison. (Elle est morte dans l'année.)	1,000.»»	
10 avril, Geneviève Blondis, à son décès, a laissé	60.»»	
Sans date, les héritiers de M. Duboucher, pour legs de leur parent et suivant sa dernière volonté, ont donné . . .	300.»»	
Sans date, Marguerite Pinchon, veuve Sauget, donne	144.»»	
1752, 1ᵉʳ décembre, Mᵐᵉ veuve Jean Collas, épicière, donne.	1,200.»»	
A reporter.	21,322.03	922,07

	En argent.	En rentes.
	liv. s.	liv. s.
Report.	21,322,03	922,07
1753, 6 juin, une personne qui n'a pas voulu se faire connaître (est-il dit) donne à l'hospice la somme de . . .	1,200.»»	
Le 14 mai 1743, par son testament, le sieur Antoine Arnoult a légué à l'hospice une somme de.	1,800.»»	
Le ... 1744, Nicole Aubry, employée à l'hospice, lègue, après son décès, son peu de mobilier et	160.»»	
1746, 5 août, sœur Marie-Anne Samson, attachée à l'hospice, dépose ès mains du trésorier la somme de 399 liv. 6 sols, qu'elle a reçue d'une personne qui a voulu garder l'anonyme	399.06	
Le 23 octobre 1764, Mᵐᵉ David, ancienne économe, donne et lègue à l'hospice l'argent qui se trouvera dans son armoire à son décès, et qui a été de . .	1,175.»»	
Le 19 mai 1767, M. Samson, maître d'hôtel de M. Prevost, demeurant au château du Marais, dépose sur le bureau, de la part de Mᵐᵉ Prevost, suivant les volontés de feu son mari, la somme de . .	1,000.»»	
A reporter.	27,056,09	922,07

	En argent.	En rentes.
	liv. s.	liv s.
Report.	27,056.09	922.07

Articles oubliés :

En 1718, de M. Baudelot [1], en outre de 66 liv. 13 sols de rente, il donne en argent . . . . | 555.»» |

En 1733, Michelle Nostré, ancienne sœur de la maison, donne. . . . . | 1,000.»» |

En 1718, M. Zacharie Starque, secrétaire de la compagnie Pfiffer, donne la somme de 500 liv. à la condition que les soldats malades de cette compagnie seront reçus et traités à l'hospice avec la seule redevance de leur prêt. . . . . . | 500.»» |

Sommes données avec stipulation qu'elles seront employées à la construction des deux grandes salles et de la chapelle qui existent aujourd'hui :

Le dimanche 24 avril 1718, Mme Élisabeth de Labattre, veuve Claude Leroux, écuyer du roi, seigneur du château de Père, demeurant chez les dames religieuses Bernardines, alors rue de Saint-Germain, en face la rue de Cormeilles,

	En argent.	En rentes.
A reporter.	29,111.09	922.07

[1] Voir page 220.

	En argent.	En rentes.
	liv. s.	liv. s.
Report.	29,111.09	922.07

donne pour faire la construction d'un bâtiment pour loger les pauvres malades plus commodément, à la charge de fournir à la dite dame deux chambres sa vie durant, et de lui payer l'intérêt de la somme qu'elle donne à 5 pour 100 également sa vie durant . . . . . **4,000.»»**

Plus, la dite dame abandonne la somme de 800 liv. pour intérêts qui étaient dus de ces 4,000 liv. et qui ont été payés le 16 mai même année 1718 . . . . **800.»»**

Le 21 juin, la même donne de nouveau, pour être employée comme les 4,000 liv., une somme de. . . . . . . **2,000.»»**

Le 22 juin, même année, les demoiselles Gilbert et Durand donnent 2,000 liv., à la charge de leur en payer leur vie durant l'intérêt à 5 pour 100. . . . **2,000.»»**

Le 6 août, même année, la même Mme de Château-Père redonne la somme de 2,000 liv. pour faire finir le bâtiment qui est pour le présent commencé, moyennant qu'on lui payera l'intérêt de la dite somme à 5 pour 100 sa vie du-

A reporter.	37,911.09	922.07

	En argent.	En rentes.
	liv. f.	liv. s.
Report, ...	37,911.09	922.07
rant, ci	2,000.»»	
Montant des sommes reçues en argent par l'hospice et constatées dans les comptes de ses trésoriers depuis 1634 jusqu'en 1767, sauf ceux manquants,et sauf aussi les dons et aumônes qui ont été donnés de la main à la main et employés de suite : 39,911.09		
Maintenant, je reprends la suite des dons et legs faits en rentes sur particuliers.		
1700, le sieur Laurent Bécu, marchand à Paris, et Madeleine Jacquet, sa femme, donnent une rente de		3.»»
1705, 19 mars, par son testament en date de ce jour, M. Pierre Rez, curé d'Argenteuil, donne 15 liv. de rente. . .		15.»»
1705, demoiselle Geneviève Gentil donne.		10.»»
1707, M. Bouchard, prêtre, donne. . .		13.10
1709, Geneviève Boucher, fille majeure.		13.05
1709, id , Jérôme David, officier de monseigneur le duc d'Orléans, donne. . .		12.10
1709, id., M. Remy, bourgeois de Paris, donne.		50.»»
1713, dame Marie-Anne Bouchard, donne.		22.04
A reporter. . . .	39,911.09	1,061.16

13.

	En argent.	En rentes.
	liv. s.	liv. s.
Report.	39,911.09	1,061.16
1718, M. Baudelot, de Paris, en outre de 555 liv., comptant[1], donne.		66.13
1719, la famille Remy donne aux pauvres une rente de.		29.»»
1722, Olivier Chevillard (mon bisaïeul maternel) donne.		9.12
1731, M. André Lesecq, prêtre, natif d'Argenteuil, donne à l'hospice une rente de 30 liv.		30.»»
1732, Toussaint Fauvette et Martine Potheron, sa femme, donnent 72 liv. 10 sols de rente.		72.10
1733, Marie-M. Vimard, veuve de Nicolas Sergent, donne 30 liv. de rente. . .		30.»»
1741, Martine-Geneviève Potheron donne en argent comptant une somme de 1,000 liv. oubliée dans le compte des dons faits en cette nature et portée ici comme rente de 50 liv.		50.»»
1741, Gentien Duny et sa femme donnent une rente de.		20.»»
1741, id., Louis Richefeu donne une rente A reporter.	39,911.09	1,369.11

[1] Voir page 223.

	En argent.	En rentes.
	liv. s.	liv. s.
Report.	39.911.09	1,369.11
de 30 liv.		30.»»

23 décembre 1700, inscrit ici par erreur
de date, testament de M. Nicolas Bricard, prêtre, natif d'Argenteuil, ouvert
le 19 août 1702, par lequel M. Bricard
institue l'hôpital d'Argenteuil légataire
universel de ses biens, etc. Sur la réclamation des héritiers est intervenue
une transaction par laquelle il est attri-
bué à l'hospice, en rentes sur particuliers, un capital de 8,000 liv., plus un
calice d'argent, la patène, deux aubes,
deux de ses plus beaux draps de la
Fête-Dieu, et 75 liv. pour l'achat d'une
chasuble pour servir à dire la messe à
un autel qu'on pourra faire un jour pour
la commodité des malades (est-il dit). . | | 400.»» |

Plus encore, donnent les héritiers, 113
liv. de rente à recevoir sur les aides et
gabelles . . . . | | 113.»» |

1713, le sieur Jean Bourgal et Jeanne
Fausse, sa femme, donnent . . . . | | 11.»» |

1713 id., M. Simon Collas, prêtre, natif
d'Argenteuil, ancien vicaire de la pa-

| A reporter. . . . . | 39,911.09 | 1,923.11 |

	En argent.	En rentes.
	liv. s.	liv. s.
Report.	39,911.09	1,923.11
roisse, donne quatre parties de rentes annuelles.		110.»»
1720, Jérôme David donne deux rentes, ensemble.		14.»»
1724, les époux Claude Pernet, vignerons à Argenteuil, donnent tout ce qu'ils possèdent à l'hospice, à la charge d'être reçus dans l'hospice leur vie durant. (On ne voit pas en quoi consistait leur avoir.)		
1733, Mme Nicole Gouffé, veuve François Santé, donne		56.04
Plus 165 liv. argent comptant, soit comme 8 liv. 5 sols de rente		8.05
1734, M. Claude Bouchard, prêtre de l'Oratoire, donne pour aider à la subsistance des pauvres		16.10
1740, 9 janvier, ouverture du testament de M. Brindelet, lieutenant général des armées du Roi, colonel d'un régiment suisse, et par lequel M. Brindelet donne à la Maison-Dieu et hôpital d'Argenteuil les héritages dont le détail suit :		
1° 24 perches de terre, lieu dit le Tronc,		
A reporter.	39,911.09	2,128.10

	En argent.	En rentes.
	liv. s.	ilv. s.
Report	39,911.09	2,128.10

maintenant section B du cadastre,
n° 2424 ;

2° 90 perches de terre, lieu dit Maully,
section A du cadastre, n°ˢ 3996, 4035
et 4036 ;

3° 18 perches de terre, lieu dit Maully,
même section A, n° 3813 ;

4° 45 perches de terre, au même lieu de
Maully, même section, n°ˢ 3793 et
3794 ;

5° 35 perches de terre, lieu dit Raguenet,
territoire de Saint-Gratien ;

6° 22 perches de terre, lieu dit Frécu,
section A du cadastre, n° 2641 ;

7° 50 perches de terre , lieu dit la Voie
de Sannois, et 45 perches à côté, mais
qui ne comportent ensemble que 20 ares
30 centiares, n°ˢ 1880, 1881 et 1882,
section C du cadastre ;

8° 22 perches de terre, lieu dit Soulzard,
section E, n° 414 ;

9° 45 perches de terre, lieu dit Champ-
Guérin, section B du cadastre, n°ˢ 164
et 165.

	En argent.	En rentes.
A reporter	39,911.09	2,128.10

	En argent.	En rentes.
	liv. s.	liv. s.
Report.	39,911.09	2,128.10

Lequel bien peut être aujourd'hui d'un
revenu annuel de 200 liv.. . . . . .

Et a entendu par son testament, M. Brindelet, que le revenu des dites terres
serait à perpétuité employé *à la sollici-*
tation et soulagement des pauvres reçus
à l'hôpital, à l'effet de quoi les admi-
nistrateurs pourront le donner à loyer,
mais non le vendre, afin de conserver
le fond au dit hôpital. En cas de vente,
entend le dit testateur, que les contrats
soient nuls et de nul effet, et que le dit
bien soit donné aux hospices de Paris,
car telle est sa dernière volonté.

M. Brindelet était propriétaire de la maison sise quai de Seine, entre la rue du
Aha et l'hospice, acquise par lui le 12
juillet 1717, vendue le 17 octobre
1737.

Le 17 janvier 1774, vendu par les héritiers Lhérault, 50 perches de terrain
faisant aujourd'hui partie du clos où
passe le ru de Bicheret, à la charge de
fournir avec les vendeurs un chemin de 24

A reporter.	39,911.09	2,128.10

	En argent.	En rentes.
	liv.　s.	liv.　s.
Report.	39,911.09	2,128.10

pieds de largeur en face la rue du Aha,
et de concourir avec eux à la construction
d'un pont en bois. Il n'est rien disposé
sur l'entretien du pont. (Tiré du titre
de M. Trubert, acquéreur de cette propriété, à la date du 22 août 1787.)

1742, M. Étienne Duny, marchand épi-
cier, rue de la Corne, à l'encoignure
de la Grand'Rue, à gau he, en allant à
l'église, fait legs universel de tous ses
biens, meubles et immeubles, à la charge
de liquider son passif, de donner à
l'église la part et portion qui est dési-
gnée ; celle donnée à ses domestiques :
d'entretenir les croix qu'il a fait ériger
dans les champs et au carrefour de la
rue des Vaches. Compte fait, et dettes
acquittées , il n'est resté à l'hospice
qu'une valeur d'à peu près 3,000 liv. . — 3,000.»»

1743, Mᵐᵉ Jeanne Frenier, épouse de
Louis-Auguste Plantier de Wildemberg,
capitaine suisse en garnison à Argenteuil . . . . — 30.»»

1747, les héritiers de feu Olivier Chevil-

A reporter. . . . . | 42,961.09 | 2,128.10 |

	En argent,	En rentes.
	liv. s.	liv. s.
Report.	42,961.09	2,128.10
lard, déjà nommés, donnent à l'hôpital 9 liv. 12 sols de rente.		9.12
1754, M. André-François Gentil, de Paris, donne une rente de 45 liv., due par les héritiers Potheron		45.»»
1749, Étienne Chevalier, ancien trésorier de l'hospice pendant six ans, et Marie Lemoine, sa femme (mes aïeux), donnent au dit hospice une rente de. . .		25.»»
Oublié de porter en ordre de temps et placé ici :		
Le 18 novembre 1708, M. l'abbé Bonnet, grand-vicaire de S. E. Mgr. le cardinal de Noailles, a fait l'honneur au bureau de direction (est-il dit) de venir à l'assemblée, et a offert, de la part de M. Claude Bouchard, 13 liv. 10 sols de rente, ce qui a été accepté		13.10
Totaux.	42,961.09	2,221,12

En convertissant les 2,221 fr. 12 s. de rente au capital de cinq pour cent, cela fait un total de 44,432 fr., et avec les 42,961 fr. 09 s. donnés en argent, on trouve la somme de 87,393 fr. 09 s. qui ont été donnés en argent comptant et en rentes depuis 1634 jusqu'en 1754. A cette somme, il convient d'ajouter la valeur approximative de la maison donnée par M. de Roquemont [1], dont il ne reste nulle trace, mais que j'estime, d'après l'idée que j'ai pu m'en faire, à la somme de 10,000 fr. et aussi la valeur du bien donné par M. Brindelet, que j'estime à la somme de 6,000 fr. Ces valeurs réunies montent à 103,393 fr. 09 s.

Dans tout ce que dessus ne sont pas compris, comme je l'ai déjà dit, tous les dons et aumônes faits de la main à la main, en argent et denrées, pendant l'existence de la Confrérie établie par le curé Blaise Pierre et saint Vincent de Paul, et qui ont suffi dans bien des années pour les dépenses de charges de bouches. De plus, les comptes manquant (du moins n'étant pas au complet) de 1700 à 1704, et de 1709 à 1713, il a dû être fait dans ces six ou sept années d'exercice quelques donations dont le chiffre ne saurait être fixé.

Dans l'état des biens appartenant à l'hôpital, dressé et arrêté le 15 septembre 1698, je trouve (article 4) que l'hôpital était propriétaire d'une maison, sise Grande-Rue, sans numéro et louée 34 fr., mais je n'ai pu par aucun écrit de date précédente reconnaître l'origine de cette maison, non plus que celle de quelques arpents de terre que l'hôpital possédait déjà. Plus tard, par un devis estimatif des réparations à faire, j'ai vu que la façade avait vingt-quatre pieds de

[1] Voir page 205.

large sur quinze pieds de hauteur; que la maison
était en fort mauvais état, et que vu cet état de dégradation il y avait lieu à la vendre. Une délibération
en date du 13 décembre 1711 fut prise en conséquence, et par décision du grand Bureau, du 5 février
1713, cette maison a été vendue à Pierre Lecomte,
moyennant la somme de 300 fr. Le contrat de vente
est du 27 avril, 1713, étude de M. Binard. La propriété n'est point établie, je n'ai pu savoir d'où pro-
venait cette maison.

Maintenant que j'ai fait connaître et inscrit par
ordre de date toutes les libéralités faites par les particuliers, je dois revenir sur la donation faite par
Louis XIV des biens des Maladreries de Saint-Marc
et de Saint-Leu, et comme je n'ai trouvé aucun ancien
titre dans nos archives, relativement à ces biens, il
convient, ce me semble, de transcrire littéralement ici
les lettres patentes du roi qui donnent à l'hôpital
d'Argenteuil les biens dont il est question, et qui sont
le seul et unique titre que nous possédions. Voici la
copie de ces lettres patentes :

« Louis, par la grâce de Dieu, roi de France et de
» Navarre, à tous, présents et à venir, salut : Nos
» bien-aimés le sieur curé et les habitants du bourg
» d'Argenteuil, diocèse de Paris, nous ont fait remon-
» trer que par nos édits et déclarations des mois de
» mars, avril et août 1693, nous avions désuni de

» l'ordre de Notre-Dame-du-Mont-Carmel et de Saint-
» Lazare, les maladreries et léproseries qui y avaient
» été jointes et incorporées par autre, notre édit du
» mois de décembre, 1672, déclaration et arrêt ren-
» dus en conséquence, ce qui a donné lieu à l'arrêt
» rendu en notre conseil le 31 août 1697, portant
» qu'il sera établi un hôpital pour les pauvres malades
» du dit bourg d'Argenteuil, et union à icelui des biens
» et revenus de la maladrerie de Franconville près
» Cormeilles, et chapelle de Saint-Marc en dépendant,
» et de la maladrerie de Saint-Leu-Taverny; même
» ceux de la Charité ou Confrérie des pauvres malades
» du dit Argenteuil, et qu'à cet effet toutes lettres né-
» cessaires en seraient expédiées, lesquelles ils nous
» ont très-humblement fait supplier leur vouloir ac-
» corder.

» A ces causes, après avoir fait voir en notre
» conseil le susdit arrêt du 31 août dernier ci-attaché,
» sous le contre-scel de notre chancellerie, et désirant
» que nos dits édits et déclarations des mois de mars,
» avril et août 1693, soient exécutés selon leur forme
» et teneur du consentement du dit sieur curé et des
» habitants du dit bourg d'Argenteuil, nous avons or-
» donné et, par ces présentes signées de notre main,
» ordonnons qu'il sera établi un hôpital pour les pau-
» vres malades au dit bourg d'Argenteuil, en la maison
» de la Confrérie ou Charité des pauvres du dit lieu,

» auquel et par ces mêmes présentes, nous avons
» joint, réuni et incorporé, joignons, réunissons et in-
» corporons les biens et revenus de la maladrerie de
» Franconville près Cormeilles et chapelle de Saint-
» Marc dépendante, de la maladrerie de Saint-Leu-
» Taverny, même de ceux de la Confrérie ou Charité
» des pauvres malades d'Argenteuil, en conséquence
» du dit consentement pour jouir, par le dit hôpital de
» tous les dits biens et revenus, savoir : à l'égard de
» ceux de la maladrerie de Franconville et chapelle de
» Saint-Marc, en dépendant, et de la maladrerie de
» Saint-Leu-Taverny, à commencer du 1er juillet
» 1695, et à l'égard de ceux de la dite Confrérie ou
» Charité, du jour de l'établissement du dit hôpital, et
» être tous les dits revenus employés à la nourriture et
» entretien des pauvres malades qui seront reçus au
» dit hôpital, à la charge de satisfaire aux prières et
» services de fondation dont peuvent être tenues les
» dites maladreries et la dite Confrérie ou Charité, et
» de recevoir les pauvres malades des lieux et pa-
» roisses où sont situées les dites maladreries, à pro-
» portion de leurs revenus, et en conséquence nous
» ordonnons que le dit hôpital sera régi et gouverné
» par des administrateurs de la qualité portée par les
» ordonnances, et suivant les statuts et règlements
» qui seront faits; et que les titres et papiers concer-
» nant la dite maladrerie de Franconville et chapelle

» Saint-Marc et dépendance, et la maladrerie de Saint-
» Leu-Taverny, biens et revenus d'icelles qui peuvent
» être en la possession de maître Jean-Baptiste Macé,
» ci-devant greffier de la chambre royale aux archives
» de l'ordre de Saint-Lazare, et entre les mains des
» commis et préposés par le sieur intendant et com-
» missaire par nous départi en la généralité de Paris,
» même en celles des chevaliers du dit ordre, les agents,
» commis et fermiers et autres qui jouissent des dits
» biens et revenus avant notre édit du mois de mars
» 1693. — Ensemble les titres et papiers concernant
» la dite Confrérie ou Charité, biens et revenus et dé-
» pendants, seront délivrés aux dits administrateurs
» du dit hôpital, à ce faire les dépositaires contraints
» par toutes voyes, ce faisant, ils demeureront bien et
» valablement déchargés.

» Si donnons en mandement à nos amés et féaux
» conseillers, les gens tenant notre cour de parlement
» de Paris, que ces présentes ils fassent registrer, et
» de leur contenu jouir et user les administrateurs du
» dit hôpital, habitants du dit bourg d'Argenteuil, et
» ceux qui succéderont en la dite qualité pleinement,
» paisiblement et perpétuellement, nonobstant tous
» édits, déclarations, arrêts et règlements à ce con-
» traires, auxquels nous avons dérogé et dérogeons
» par ces présentes, car tel est notre plaisir; et
» affin que ce soit chose ferme et stable à toujours.

» nous avons fait mettre notre scel à ces présentes.

» Donné à Fontainebleau, au mois d'octobre l'an
» de grâce 1697, et de notre règne le 55e. Signé Louis,
» et sur le repli par le Roi, Phelippeaux, et scellées du
» grand sceau de cire verte en lacet de soie.

» Registré en la cour du parlement à Paris, le
» 13 février 1699. Signé Dujardin, avec griffe et
» paraphe.

» Copie des présentes déposée au greffe du tabellion
» du bailliage d'Argenteuil, pour y avoir recours au
» besoin, le 10 février, 1734 enregistré le 13, par
» Thuillier, qui a reçu six sols. »

Les maladreries ou léproseries de Saint-Marc et de
Saint-Leu-Taverny avaient été fondées du temps de
saint Louis, roi de France, pour recevoir et y guérir
de la lèpre tous les soldats ramenés des croisades, qui
en étaient infectés, et qui la communiquaient aux
habitants; car cette maladie est éminemment conta-
gieuse; c'est pourquoi les léproseries étaient éloignées des villes et des villages. Fort heureusement
la lèpre a disparu du climat de l'Europe, où elle a fait
d'affreux ravages dans le XIIIe siècle. Les biens des dites
léproseries étaient régis par un procureur nommé par
l'évêque de Paris. Ce procureur rendait ses comptes
à une assemblée générale des inspecteurs administrateurs des hôpitaux du diocèse. Le 23 septembre,
le sieur Louis Fontaine, procureur, a rendu son

compte de 1584 à 1585 à M. Haston, visiteur. Mais ces maladreries n'étant presque plus fréquentées, le roi, par un arrêt du mois de décembre 1672, a réuni les biens de toutes les maladreries du diocèse de Paris au domaine religieux de l'ordre de Saint-Lazare, qui était chargé de recevoir et de nourrir tous les repris de justice, les fous, les furieux, les gens de mauvaise vie, etc. Sur la demande et supplique des principaux habitants, sont intervenus les édits et arrêts en date des mois de mars, avril et août, 1693, qui donnèrent les biens des dites maladreries de Saint-Marc et de Saint-Leu à l'hôpital d'Argenteuil. Mais comme de leur côté les religieux de Saint-Lazare ont protesté contre les dispositions des dits édits et arrêts, qu'ils ne voulaient rendre aucun compte, ni faire remise d'aucun papier, il a fallu se pourvoir auprès de l'autorité supérieure, et grâce aux démarches de M. Delaulne, et surtout à celles de M. Thiret[1], alors curé, qui a produit un état des revenus ne montant encore qu'à 1,847 francs, somme bien insuffisante pour l'entretien annuel d'un hôpital dans une commune aussi forte que celle d'Argenteuil (ce qui a été reconnu), sont enfin intervenues les lettres patentes ci-dessus transcrites, et par lesquelles force a été aux religieux de Saint-Lazare de se soumettre et d'abandonner leurs prétentions.

[1] Son buste est dans la première salle, adossé à la chapelle.

Pour se conformer à l'édit du roi, on voit que le sieur Armand, docteur en Sorbonne, qui était procureur de l'ordre de Saint-Lazare, a donné le 26 juin 1674, et pardevant notaire, sa démission de procureur. Le bien régi après la démission de M. Armand par M. Corbigny, celui-ci a enfin rendu ses comptes entre les mains de M. Delaulne, des revenus qu'il avait touchés à partir des six derniers mois de 1695, toute l'année 1696 et celle de 1697. On ne voit pas à combien se monte ce compte rendu le 13 août 1698 ; cependant, à l'égard de Saint-Marc, en 1702, M. Delaulne a fait bail pour six années au sieur Dartois, ancien fermier, pour 700 liv. de redevance, y compris le quart dans la dîme, dont le prix du fermage pouvait être de 125 liv.

Le 9 août 1696, même bail avait été passé au même devant Boscheron et Junot, notaires à Paris, moyennant 550 liv., et précédemment (le 26 mars 1685), encore même bail passé au même, mais moyennant 700 liv. A cette époque, il y avait environ cinquante arpents de terre de plus que le domaine de l'hospice n'en comporte aujourd'hui. Ces terres détachées ont été données à rente dans le commencement et au milieu du siècle dernier. Par délibération du 5 juin 1749, il est accordé à Pierre Lucas, Lejeune, de Franconville, une pièce de huit arpents de terre, dépendant de la Maladrerie, située entre la fontaine des Boulangers et le chemin de Paris, et tout le long du sentier qui monte à la fontaine, à raison de 10 liv. de rente par arpent, prix de l'ancien bail. Il est à regretter qu'on n'ait pas gardé cette pièce de terre de 8 arpents (2 hectares 66 ares) morcelée aujourd'hui, qui était tout le long du sentier allant à la fontaine Saint-Marc et qui fait face à l'enclave appartenant à l'hospice, au-dessus de la fontaine. Ce terrain est très-propre à être planté en châtaigniers, ainsi que le démontre celui du côté; il est d'un très-bon rapport. Comme bois d'industrie, le châtaignier se vend bien plus cher et produit toujours beaucoup plus que le bois à brûler.

Le domaine de Saint-Marc se composait donc d'environ 150 arpents de terres labourables (52 hectares 89 ares et 35 centiares) en quinze parties dont voici la description :

La maison, grange, bergerie, écurie, cour, jardin enclos et prés par derrière. . . . . . 7 arpents.

Une autre pièce de pré à côté . . . 9 —

Une autre pièce de bois tenant à la ferme . . . . 11 —

Une pièce de bois aux Éboulures. . 20 —

Une pièce de terre labourable tenant au chemin de Pontoise, à celui qui va de Cormeilles au bois de Boissy, ce chemin

A reporter. . 47 arpents.

14

Report. . .	47	arpents.
dit la voie *Carniolle*	24	—
Une pièce de 14 arpents, joignant le bois des *Éboulures*	14	—
Une autre pièce de terre joignant le chemin de Pontoise	24	—
Une pièce de 7 arpents, joignant les terres de l'église	7	—
Idem, 7 autres arpents, joignant une terre du sieur Yon	7	—
Une pièce de terre joignant le chemin de Jules-César	10	—
Une pièce de 5 arpents (le bois de la Maladrerie.)	5	—
1 arpent 1/2 tenu par Régnard. . .	1	— 1/2
Plus 1 arpent par ***.	1	—
Une pièce de terre et bois joignant le chemin de Pontoise	10	—
Et 2 arpents 1/4, territoire de Cormeilles	2	— 1/4
D'une dame de Cormeilles on a acheté 2 arpents qui étaient enclavés dans le bois de Saint-Marc	2	—
Total.	154 arp. 3/4	

Pris par la route, en plusieurs fois, environ 4 arpents.

Reste 150 arpents, et comme il n'en reste plus en réalité que 104 arpents, ce seraient donc 46 arpents qui auraient été vendus.

La description ci-dessus des biens composant le domaine de Saint-Marc est tirée d'un bordereau qui existe dans les archives de l'hospice en date du pénultième [1] jour de mai 1551. Signé Barat.

A gauche de la route allant à Pontoise et presque au milieu d'une pièce de terre qui contenait alors une trentaine d'arpents (soit 10 hectares) existaient les bâtiments de la maladrerie : le manoir, les granges et écuries de la ferme. Il y avait aussi un enclos potager de 2 arpents et au-dessus, côté de la fontaine, des vignes et arbres fruitiers ; peu de bois plantés, car la majorité de ceux qui existent ont été plantés par les administrateurs de l'hospice. C'est ainsi que dans mes recherches j'ai trouvé qu'en l'année 1731, il en a été planté dix arpents dans le canton des Éboulures. En 1732, on a adjugé, à raison de 70 liv. l'arpent, à charge d'entretien pendant trois ans, la plantation de la pièce de 10 arpents dite des Hautes-Bruyères, et 3 arpents dans celle de Sainte-Honorine, tenant au domaine de Boissy. De 1746 à 1749 ont été plantés le clos Saint-Marc, le milieu des Eboulures et le pré Landon. Dans le compte du trésorier de cette époque on lit : Payé à

[1] Avant-dernier.

. . . . . la somme de 6 liv. 10 sols pour avoir fait mettre deux nouvelles peaux au tambour pour faire peur aux grandes bêtes qui viennent brouter le jeune bois.

Les bâtiments tombés en ruine, ainsi que les murs du clos, ont été démolis par délibération en date du 3 octobre 1752, jusqu'à l'alignement de la chapelle. Sera réservée (est-il dit) la partie vers l'ouest pour le logement du garde; et cette maison, étant par sa vétusté plus à charge qu'à profit, a été vendue au nommé Blondeau, ancien locataire, en l'année 1828, moyennant la somme de 270 francs de rente, dont le capital a été remboursé en 1838. A été compris dans la vente la chapelle, une bande de deux mètres de largeur de terrain en dehors, et tout au pourtour des murs de clôture de la dite maison, cour et jardin, ainsi qu'un terrain de trois à quatre ares attenant au mur du dit jardin, côté de Pontoise. Je ne connais pas ce que comporte la superficie de tout le terrain de cette propriété aliénée et enclavée dans les bois de l'hospice.

Après toutes les aliénations (quantité et portions détachées) qui ont été faites, voici ce qui reste du domaine :

1° — 6 hectares 78 ares 8 centiares, sis territoire de Montigny, lieu dit les Boulins, section A, n° 1577 du cadastre, et d'un revenu estimé à la somme

de.	329 fr.	85
2o — 8 hectares 73 ares 50 centiares, territoire de Franconville, lieu dit Saint-Marc, section D, no 31, d'un revenu de .	567	68
3o — 7 ares 10 centiares, même territoire, lieu dit le Haut-Pavé, section A, no 2616, 4e classe, d'un revenu de. . .	2	58
4o — 14 hectares 43 ares 30 centiares, même territoire, lieu dit les Eboulures, section A, nos 103 et 450 du cadastre, d'un revenu de.	757	78
5o — 3 hectares 52 ares 15 centiares, même territoire, lieu dit les Hautes-Bruyères, section A, no 1180 du cadastre, et d'un revenu de.	158	47
6o — 2 hectares 22 ares 80 centiares, territoire de Taverny, lieu dit Sainte-Honorine, attenant au domaine de Boissy, section E, no 4,818 du cadastre, et d'un revenu de.	75	38
Total	1,891 fr.	74

Et en totalité de terrain 35 hectares 75 ares 93 centiares, ainsi qu'il résulte de l'arpentage et du plan fait et dressé en l'année 1840, tout ce terrain planté en bois et divisé en coupes réglées de douze ans, excepté le bois des Boulins et une partie de celui des Ebou-

14.

lures qui sont mis en réserve, et dont les dernières coupes ont été faites, savoir : celle des Eboulures en l'année 1824, et celle des Boulins en 1836.

En ce qui concerne cette propriété :

Il n'y a pas de question qui ne puisse être envisagée sous plusieurs faces d'une manière également favorable. Ainsi m'a-t-on proposé celle de la vente de ces bois, sur ce motif que la dite vente pourrait augmenter les revenus de l'hospice d'environ 2,000 fr. par an. Mais je crains les révolutions, et j'aime mieux une fortune plus minime, assise au moins par moitié sur des immeubles, qu'une plus considérable qui ne consisterait qu'en valeurs mobilières. Les bois, d'ailleurs, sont encore assez vigoureux, je suis donc d'avis qu'ils soient conservés, du moins jusqu'à un dépérissement plus avancé ; et le cas échéant, s'il fallait les défricher, je pense que, mis en labour, le fermage produirait au moins le même revenu, sinon plus.

A l'égard des biens de la maladrerie de Saint-Leu-Taverny, voici en quoi consistaient ces biens et revenus, en raison desquels la commune de Saint-Leu avait comme celle de Franconville droit à un lit à l'hôpital d'Argenteuil, lequel droit est maintenant sinon perdu, du moins considérablement restreint, d'après ce qui va être dit.

Le bien de la maladrerie de Saint-Leu consistait en une pièce de terre de dix arpents, sise territoire du

Plessis-Bouchard, lieu dit la Fosse-Gros-Ru, louée le 24 février 1682, avec la dîme, la somme de 166 fr.; plus deux arpents de vigne, loués 36 francs en 1694. Toutes ces terres, dîmes et vignes furent louées par bail passé devant Blanchard et Ancelin, notaires à Paris, le 30 juin, par M. Corbigny, commis à la régie des biens désunis de l'ordre de Saint-Lazare, à Anselme Goux, marchand boucher à Saint-Leu, pour 200 francs par année.

Le 16 février 1710, il est fait bail pour dix-huit années de la pièce seule de dix arpents, lieu dit la Fosse-Gros-Ru, pour la somme de 40 francs par an, et le 11 février 1714, on convertit ce bail à loyer de dix-huit ans en un bail à rente au profit du locataire, le sieur Danielle, marchand boucher, mais moyennant 52 fr. de rente non rachetables.

A l'égard des deux arpents de vigne, ils ont aussi été donnés à bail à rente; mais je n'ai pu trouver aucun écrit qui ait pu me renseigner à qui, ni comment. Ces deux arpents de vigne figurent comme étant d'un revenu de 36 fr., ce qui, avec les 52 fr. ci-dessus, fait la somme de 88 fr. Or, comme ces 88 fr. de rente ont été remboursés en assignats entre les mains du receveur des domaines; que le gouvernement, en remplacement des sommes qu'il a reçues pour l'établissement, lui avait fait une distribution de biens provenant d'émigrés ou de condamnés politiques, mais dont on n'a pu être mis en possession que d'un tiers à peu près, il résulte que l'hospice d'Argenteuil a perdu par force majeure à peu près les deux tiers des 88 fr. du dit revenu en biens-fonds de Saint-Leu, ce qui réduit ce revenu à 28 ou 30 fr.; quant à la dîme, qui consistait en cinq gros muids de vin, elle est perdue depuis 1790.

On doit conclure que la commune de Saint-Leu-Taverny n'a plus de droit à l'hospice que pour l'emploi annuel de 28 à 30 fr., ce qui correspond à 28 ou 30 journées de malades seulement. J'ai cru devoir entrer dans tous ces détails relativement à cette commune de Saint-Leu pour éclairer mes successeurs, afin qu'ils puissent répondre d'une manière décisive aux réclamations qui pourraient leur être faites.

Nous avons vu plus haut (page 205) qu'une maison devant servir à l'hôpital avait été donnée par M. Coiffier de Roquemont, et (pages 207 et 208) que trois autres maisons de *vignerons* avaient été acquises de M. et Mme Larchet, et les 8,000 liv. données en nue-propriété par Mme Élisabeth de la Battre [1], veuve Leroux de Château-Père, à la condition de faire construire un bâtiment pour loger plus commodément les pauvres malades reçus à l'hôpital. Par la délibération qui accepte les premiers 4,000 fr. de Mme de Château-Père, il est dit que cette somme sera employée selon sa destina-

[1] Page 224.

tion, et les folios 66, 67, 68, 69 et 70 du registre d'alors (de 1704 à 1729) contiennent le cahier des charges dressé par M. Coquet, architecte à Paris, suivant les plans par lui aussi dressés pour la construction des deux grandes salles et de la chapelle projetée. Ces travaux furent adjugés le dimanche 31 juillet 1718 à l'issue des vêpres, à Jacques Potheron, maître maçon, moyennant la somme de 5,700 liv., y compris les matériaux des maisons qui sont à démolir, lesquels lui sont abandonnés et dont une partie étant jugés bons pourront être réemployés. Toutes autres fournitures restent au compte dudit Potheron.

Le dimanche 23 juillet 1719, réception fut faite des dits travaux par le même sieur Coquet, architecte, en présence des sieurs administrateurs, avec mandement de payement de la somme de 800 liv. restant due au dit Potheron, pour solde de son entreprise.

L'emplacement de ces nouvelles constructions a envahi celui ci-devant occupé par le bâtiment de M. de Roquemont et ceux de Yon et Roberge. A l'égard de la maison restante provenant de Tarret, moyennant seulement l'ouverture d'une baie de petite porte ménagée en construisant le mur pignon de la seconde salle, et qui existe encore aujourd'hui, à gauche, au fond de cette grande pièce, cette maison a été mise en communication avec les nouvelles constructions et a servi de cuisine et d'office pour les sœurs et gens de service jusqu'en 1767.

Le 23 février 1720, Mgr le cardinal de Noailles, archevêque de Paris, sur la demande de M. Lequin, curé de la paroisse, a autorisé, comme il l'avait déjà fait pour l'ancienne chapelle le 25 mars 1703, la bénédiction de la nouvelle chapelle pour y célébrer la messe pour l'usage et l'utilité des malades d'icelui hôpital, et pour acquitter les prières et fondations.

Depuis 1719 jusqu'en l'année 1752, je n'ai trouvé aucune notice qui indiquât de nouvelles constructions un peu importantes ; mais le 10 décembre de cette même année 1752, il a été tenu une assemblée générale composée de vingt-deux membres du grand Bureau, savoir : M. le curé Dumoutier, M. Ditérouville, bailly, M. Gillet, procureur fiscal, et tous les administrateurs, tant anciens que nouveaux, la dite assemblée a arrêté que, suivant le plan primitivement dressé par le sieur Coquet, architecte, qui a conduit les travaux des deux grandes salles et de la chapelle, il serait fait en aile, sur l'emplacement de vieux bâtiments tombés en ruine, une grande salle d'assemblée, un bûcher et des séchoirs au-dessus.

Cependant ces travaux, quoique décidés en 1752, n'ont été exécutés qu'en l'année 1759, sans adjudication, mais en mémoires de dépenses par Nicolas Potheron, maçon : la charpente a été fournie par Pinçon, marchand de bois à Montmorency, et rendue à pied d'œuvre à raison de 4 liv. la pièce ; le moellon et les pierres de taille par Dreux, de Montesson, originaire d'Argenteuil, lequel, pour raison de ses fournitures, a intenté un procès à l'administration de l'hospice. Ce procès n'a point été jugé, mais il a été concilié en 1790 entre l'administration municipale d'alors et le dit Dreux, qui était revenu dans son pays natal, bien âgé et peu fortuné. Il est bien à regretter qu'on n'ait employé du moellon et de la pierre aussi tendres que ce qui a été fourni par Dreux. Ces matériaux ne datent encore aujourd'hui que de quatre-vingts ans, et cependant ils sont déjà bien calcinés. Tous les mémoires réunis, le bâtiment a coûté 7,389 liv. Ce n'a été qu'en 1777 qu'a été construit et mis en rapport avec les deux grands bâtiments neufs le mur de face, côté de la rue, car le côté du jardin était fait, et qu'enfin on a construit le local où est la cuisine actuelle, et pratiqué l'entrée à la place où avait été jusque-là la salle des morts, qu'on a remplacée par celle qui existe aujourd'hui.

Cette construction, très-bien entendue, a pour ainsi dire complété l'édifice, en liant au dehors comme au dedans les deux bâtiments.

On a aussi, dans cette même année, supprimé le bûcher qui tenait au grand Bureau pour transformer ce local en deux salles supplémentaires pour des malades des deux sexes. La cuisine ayant été abandonnée ainsi que toute la maison où elle était, on a bouché la porte donnant dans la salle à laquelle elle tenait, et comme la cour de cette maison était séparée par un mur de clôture, on a loué la dite maison jusqu'en 1840, époque à laquelle elle a été réunie à tout le reste de l'établissement, comme il sera marqué à son tour de date. C'est dans ce même temps aussi (1840) qu'a été refait le mur de clôture de la cour de derrière dans toute sa longueur, depuis la cuisine jusqu'à la grande porte.

Dans le jardin de M. de Roquemont, comme dans ceux des maisons voisines, et en avant des bâtiments qui étaient à peu près dans le même alignement où sont ceux d'aujourd'hui, existait une terrasse d'environ deux pieds de largeur parallèle à la façade des dites maisons, et qui était soutenue par un mur d'appui de deux pieds de haut du côté de la terrasse et de six pieds en contre-bas du côté du jardin, et sur lequel mur étaient palissés des pêchers. Cette terrasse est restée jusqu'en 1777, où le mur de soutènement a été abattu.

Pour mettre le jardin au niveau du préau ou promenoir, il a été rentré 198 tombereaux de terre fournis par Girardin, et l'année suivante, 1778, il en a encore été rentré 122 tombereaux, total 320. Cette même année ont été fichés en terre 28 poteaux pour servir à soutenir le treillage, avec une petite porte à barreaux, côté du puits (est-il dit), ce qui devait produire à peu près le même effet que produit la clôture du jardin nouvellement refaite.

La cour côté du nord, c'est-à-dire les deux tiers à peu près de la cour actuelle, était un jardin planté de figuiers dont la récolte se vendait, année commune, de 60 à 70 liv., quelquefois 80 liv. Lors de la construction du bâtiment des salles et de la chapelle, soit par oubli, soit par économie, il n'avait pas été pratiqué de lucarnes pour éclairer convenablement le corridor ; ces lucarnes, c'est-à-dire celles qui existent maintenant, ont été ouvertes en 1776.

En 1782, pour soulager les poutres des dites deux grandes salles des malades, on a été obligé de faire placer une colonne en bois appuyée sur un dé en pierre, sous le milieu de chacune de ces poutres, ainsi qu'elles existent toujours.

Le petit escalier de la première chambre ne date que de 1783, ainsi que le petit cabinet du rez-de-chaussée, en entrant à droite dans le vestibule.

CLOS DE L'HOSPICE.

Comme par le titre de M. de Roquemont, il ne paraissait pas que le clos fût une dépendance d'aucune de ses deux maisons, et que je voulais absolument connaître l'origine de cette propriété, j'eus à faire

15

d'innombrables recherches. Ce n'est qu'après avoir soigneusement, mais en vain examiné les vieux titres, les registres et les pièces justificatives des comptes, et après y avoir renoncé, que j'ai été grandement surpris et satisfait en mettant la main sur un petit papier de 24 à 25 centimètres de longueur sur 15 de largeur, qui se trouvait pêle-mêle avec des chiffons de papier de nulle conséquence, et que j'ai reconnu être un extrait du contrat d'acquisition, extrait dont voici la copie littérale :

« Par contrat passé devant Duchesne, tabellion à Sannois, le 21 novembre 1680,

» Appert, Nicolas Lenormand, ès-noms qu'il possède, avoir délaissé à la Charité des pauvres malades d'Argenteuil, à présent l'hôpital, et acceptant par M. Fiacre Duchesne, procureur receveur d'icelle, 1 arpent 1/2 de terre en une pièce assise au dit Argenteuil, hors l'enclos du dit lieu au lieu dit de Guenne, tenant d'un côté à la rivière de Seine, et attenant d'autre à une bande ou alaise de terre appartenant partie aux habitants, d'autre à lui Charité et au sieur Huot ; d'un bout par haut au fossé, d'autre bout à la dite Charité à cause de 45 perches de terre qu'elle a faisant enclave dans celle ci-dessus, et aux communes du dit Argenteuil, appelées Préau, moyennant 30 livres de rente au principal de 600 livres, le tout suivant la mesure faite le dit jour par Charles Duchesne, arpenteur de ce lieu ; les

30 livres de rente payables au sieur Guillaume Le Père.

» De laquelle rente il a été passé titre nouvel devant Vatel et son confrère, notaires à Paris, le 8 juillet 1699, par M. Simon Collas, prêtre, Claude Delaulne, sieur Desmarchais et sieur Jean Bouchard, administrateurs de l'hôpital, au profit de damoiselle Marie-Anne-Charlotte-Edmée Collas, veuve de M. Hilarion Cochart, avocat au Parlement.

» Laquelle rente a été remboursée par quittance du 28 juillet 1707, par M. Simon Collas, prêtre. »

Il n'y a aucune signature au bas de l'expédition transcrite comme ci-dessus.

En 1679, ce clos était en prairie naturelle, et il a été donné, ainsi que la petite maison de M. de Roquemont, y compris les quarante-cinq perches de terrain qui en dépendaient, à M. Simon Collas, prêtre, natif d'Argenteuil, pour en jouir sa vie durant, et le planter en vigne ; à la charge par M. Collas de rembourser la rente de 30 fr. due au sieur Le Père, ce que n'a pu faire le dit sieur Collas, à cause des mauvaises années qui sont survenues (est-il dit). En remplacement, M. Collas a mis entre les mains des sieurs administrateurs un contrat de rente de 13 liv. 10 sols, et un autre de 20 liv. qu'il a abandonnés à l'hôpital. M. Collas est mort en 1718, âgé de 82 ans.

Sous la date du 3 février 1691 a été, de la part des administrateurs, présentée au parlement une requête tendante à ce que M. Huot, propriétaire des maisons au-dessus de celle de l'hospice, soit tenu de rétablir les choses comme elles étaient auparavant, attendu qu'il existait un lavoir clos où on laissait tremper le linge la nuit, l'hospice ayant acheté la partie du rempart de la communauté des habitants, moyennant 600 liv. [1], et que pour en favoriser l'envahissement, M. Huot avait gagné le sieur Pellerin, syndic; demandaient enfin, les dits administrateurs, que des experts fussent envoyés sur les lieux pour ensuite faire leur rapport. On ne voit point quelle suite a eue cette affaire, et la requête est du reste assez mal rédigée. Comme j'ai vu ailleurs qu'il existait dans le clos de l'Hôpital un lavoir qui était sujet à s'engorger, et que l'on a ensuite comblé, et enfin qu'il y avait un sentier à travers le clos pour le service des femmes de lessive, je pense qu'il y aura eu entre l'hospice et M. Huot une transaction de laquelle est résulté, en faveur de notre établissement, le droit d'avoir dans le mur mitoyen séparant le jardin d'avec la ruelle, et en face dans celui de la ruelle séparant le clos, les deux portes qui existent encore, et qu'aucun habitant ne doit avoir vu ouvrir.

Cependant l'acquisition de ce clos date de 1680, cent trente-cinq ans après la construction des rem-

---

[1] Je crois qu'il y a eu erreur peut-être du dernier zéro, tout le clos n'ayant coûté que le même prix.

parts, et à cette époque, il existait encore une alaise de terrain appartenant à la commune, dont M. Huot s'est emparé, ayant gagné le syndic, selon qu'il en est accusé par la requête. Ce syndic, nommé Pellerin, a été désavoué et destitué par le conseil général de la commune. Or, la tradition a transmis d'âge en âge cette usurpation, car, sous la date du 28 octobre 1768, il existe une délibération qui accorde à M. Barré, alors propriétaire de la maison appartenant aujourd'hui à M. Chevreuil, la jouissance, pendant vingt-neuf années, d'une portion du clos en face de sa propriété, dans toute sa longueur jusqu'à la rivière; et dans toute sa largeur jusqu'à l'alignement de la façade du grand Bureau, ce qui fait (est-il dit) 4 perches de large, à la charge par M. Barré de démolir la vieille maison ci-devant occupée par M. Simon Collas, prêtre, et ensuite par sa gouvernante, et de traiter avec M. de Billy, possesseur après Huot, relativement au passage dont il fait usage (expression qui comporte un caractère dubitatif sur le droit de propriété de M. de Billy), et de payer à l'hospice la somme de 500 liv., qui seront placées, et 100 liv. à M. le curé pour être distribuées aux pauvres honteux. L'hospice se réserve seulement le bois qui proviendra des haies à abattre.

Et dans les registres de la commune, on trouve, sous la date du 19 mai 1775, une délibération par laquelle, pour éviter un procès avec M. le comte de

Servasca, on accorde à ce propriétaire, successeur de
M. de Billy :

1° Le droit de refaire seul et à ses frais le mur
donnant sur le fossé de Guenne.

2° Le droit de conserver dans son mur neuf une
ouverture pour sortir dans les champs.

3° La commune abandonne environ un quart de
perche de terrain à prendre en angle, depuis le jambage gauche de la Porte Saint-Denis jusqu'au mur du
pavillon de M. de Servasca, ainsi que ses prétentions
sur les douze pieds de largeur de terrain formant anciennement le rempart, depuis la porte Saint-Denis
jusqu'au terrain de l'hôpital.

4° A la charge par M. de Servasca de faire fermer
l'ouverture qu'il pourra pratiquer du côté des champs
par une grille en fer, dont les barreaux auront douze
lignes carrées d'épaisseur, et seront écartés l'un de
l'autre seulement de quatre pouces, et que la dite
grille sera fermée avec une bonne serrure, et ne pourra
être ouverte pendant le temps de la maturité du raisin.

5° Enfin, de payer à la commune la somme de cent
vingt francs; ce qui a été fait de suite.

Or, et de tout ceci, je n'ai pas vu comment ce propriétaire, ou plutôt M. Huot, son anti-prédécesseur,
a pu acquérir la ruelle du Rempart qui existe entre
le jardin et le clos de l'hospice ; mais quel que soit
le droit en vertu duquel on s'est mis en possession de

ce terrain, y ayant maintenant cent cinquante ans
que, par sa requête au parlement l'administration de
l'hospice a réclamé contre cette possession, ce qui
fait cinq fois *trente ans*, je ne pense pas qu'il y ait
lieu, soit de la part de l'hospice, soit de celle de la
commune, à intenter contre M. Aubry, propriétaire
actuel aucune action, comme on en avait agité la
question au conseil municipal.

A l'égard de la dégradation occasionnée par la rivière au chemin de halage que les riverains doivent
toujours entretenir à la largeur prescrite par l'ordonnance des Eaux-et-Forêts de 1669, voici ce qui avait
été fait dans un temps déjà éloigné.

En 1769, le 26 octobre, M. le comte de Billy, propriétaire voisin, a loué pour neuf années le clos de
l'hospice, à la condition, en outre du prix fixé, de
payer moitié de la dépense qui sera faite pour construire une palissade en pieux battus et bien enfoncés
en terre, et ensuite garnie de planches dans les endroits où le flot de la rivière a dégradé la berge du dit
clos, auquel cas (est-il ajouté) l'hôpital pourra construire un mur le long du terrain qui sépare le clos
d'avec le terrain abandonné au sieur Barré, etc. Ce
qui se rapporterait au terrain du passage entre le clos
et le jardin de l'hospice, et ce qui serait une espèce
de reconnaissance de droit de propriété au profit de
M. de Billy.

La palissade dont il est question ayant été faite en 1773 avec batterie de pieux en charpente lisse, palplanches, etc., pour laquelle construction il a été employé 80 pièces de charpente qui ont coûté 563 liv. en tout. La dite palissade est restée sur pied pendant deux ans seulement, c'est-à-dire jusqu'à l'hiver de 1775, où la débâcle des glaces a renversé tous les pieux et en a emporté les trois quarts dans le bras de rivière, qui alors n'était pas encore barré, en face la maison de Joseph Tartarin, est-il dit, quai de Seine, nº 8, appartenant aujourd'hui au sieur Michel, ancien arpenteur. Quelque temps après, vers 1779 ou 1780, l'administration du halage a requis l'élargissement du chemin, et le clos paraît avoir perdu par le reculement de la haie environ un demi-arpent de terrain. La haie d'épine, côté du couchant, ne date que de 1817 ou 1818. C'est moi qui, comme adjoint à la mairie d'alors, ai donné l'alignement; et je me rappelle que, du consentement de MM. les administrateurs, le chemin qui descend à l'abreuvoir a été rélargi d'environ cinq à six pieds à certains endroits, car l'ancienne haie n'était pas d'un alignement bien correct.

Voici maintenant et pour en finir sur la description de la maison où je l'ai laissée dans l'imagination du lecteur, c'est-à-dire telle qu'était cette maison après les constructions de 1777 qui ont lié ensemble le bâtiment des deux grandes salles et celui du grand Bureau par l'érection intermédiaire du vestibule, devenu la principale entrée, et la cuisine qui est à côté, voici, dis-je, ce qui existe, et ce que l'on voit aujourd'hui.

La maison du fond, séparée par un mur de clôture, dans la cour de derrière, laquelle, avec le bûcher qui était adossé au mur pignon de la buanderie actuelle et qui avait la même profondeur que celle qui lui est restée, occupait à peu près la moitié de l'étendue de cette cour.

Côté du jardin, le mur de séparation d'avec la petite cour de cette dite maison alors louée, était dans le même alignement que celui de la façade de la petite salle supplémentaire qui a été construite ; et le puits qui était dans l'épaisseur de ce mur de clôture sert maintenant de puisard. Adossée au mur du jardin voisin existait une loge, décorée du nom de *buanderie*, dans laquelle il y avait un double fourneau, il est vrai, mais dans laquelle aussi, il ne pouvait entrer qu'une femme quand les deux cuviers étaient placés. Une petite basse-cour ensuite, et le pavillon d'environ quatre mètres carrés sur deux mètres soixante centimètres de hauteur, dans lequel avaient été pratiqués quatre cabinets dont deux seulement servaient. Enfin, et depuis ce pavillon jusqu'au mur où est encore restée l'ancienne porte de communication avec le clos existait une petite cour, le tout en pente assez rapide et un peu plus bas que

15.

le sol du jardin, et séparée par une très-ancienne haie d'échalas. Tels étaient la maison, cours, jardin et dépendances de l'hospice, depuis 1777 jusqu'en 1836, où sur mon rapport, consigné au registre des délibérations, folio 30, l'administration a décidé les changements qui ont eu lieu et dont voici le détail :

Le bûcher, et le mur de séparation sur lequel étaient adossées une étable, et une soue à porcs démolies, et le bûcher reconstruit dans l'angle de la porte cochère et le mur de la maison de M. Aubry, pour des deux cours n'en faire plus qu'une.

Le premier plancher de l'ancienne maison, démoli aussi, de même que le mur de séparation pour ne faire non plus qu'une pièce des deux qui existaient alors ; le sol de cette grande pièce rechargé et élevé de soixante-cinq centimètres. La petite cuisine, qui était en saillie dans la petite cour, et l'escalier servant à monter aux chambres et greniers également démolis, afin de faire de la place pour la construction d'une salle supplémentaire destinée à recevoir au besoin les aliénés ou les malades attaqués de fièvres contagieuses, etc.

Dans l'ancien bâtiment dont il est question et dont les deux pièces réunies en une seule donnent un espace de près de six mètres cinquante centimètres carrés, établi une salle de bains ordinaires, et un fourneau et boîte à vapeur ; des fourneaux pour les les-

sives ; un puits, en remplacement de l'ancien qui est dégradé par le pied et qui d'ailleurs ne donnait plus d'eau.

Pour le service de chaque salle, la construction
d'un cabinet d'aisances à la portée des malades, et enfin la démolition de l'ancienne petite buanderie, de
la petite basse-cour, du pavillon et des anciens cabi-
nets d'aisances, le tout remplacé par une terrasse en
remblai assez élevée pour former un préau ou promenoir pour les convalescents et les vieillards, tel est,
ainsi que tout cela a été exécuté, ce que l'on voit et
ce qui fait que maintenant la maison est beaucoup
plus vaste, mieux aérée, et que l'on peut circuler in-
térieurement et extérieurement d'une extrémité à l'autre des bâtiments.

Sous le milieu du préau existe toujours la fosse
sur laquelle étaient les quatre cabinets dont il a été
parlé. Cette fosse, assez mal conçue à cause de son
éloignement des salles et du voisinage des cabinets
pour les deux sexes, a été construite en l'année 1753,
Elle a sept mètres de profondeur sur quatre de
diamètre, est ronde, et forme un peu le cône renversé ; elle ressemble enfin à une petite glacière. Pour
soutenir les cabinets, on avait bandé des arceaux en
sens divers, mais les cabinets ayant été démolis, on
a cintré le passage de chaque conduit des lunettes et
fait un fort enduit en forme de calotte sur tout ce
cintre. Il n'y a guère que soixante-dix centimètres de

recouvrement et, vu son diamètre, et les lois impres-
criptibles de la pesanteur, un jour viendra où cette
calotte pourra manquer; mais je crois que ce jour est
encore bien éloigné. Mieux aurait valu cependant
faire vider cette fosse à moitié pleine, et la remplir de
gravois. Ce n'a pas été fait, et tout ce détail est pour
constater l'existence de la dite fosse. Celle du cabinet
dans la petite cour est une cave, large de quatre
mètres environ, sur cinq à six de profondeur, encore
bien bâtie et bien cintrée, et qui est entièrement
sous la grande salle qu'elle dessert.

En octobre, présente année 1843, il vient d'être
décidé un changement de distribution pour loger les
sœurs plus commodément et plus convenablement,
ce qui procurera en même temps trois autres petites
salles supplémentaires pour des vieillards, et complé-
tera enfin la distribution de tout l'édifice, et les divers
changements et additions qui ont été opérés depuis 1836.

Comme on l'a vu donc dans le cours de cet écrit,
c'est ainsi que, d'abord par la charité publique, puis
par le concours de personnes riches et bienfaisantes,
et par la distribution royale d'une petite partie des
biens provenant des hôpitaux, des léproseries ou
maladreries fondés par saint Louis, on est arrivé à
avoir à Argenteuil un précieux établissement pour
secourir les pauvres malades et pour donner l'hospitalité à quantité de vieillards qui, sur le déclin de la

vie, manquent de tout chez eux. Si l'établissement
possédait deux ou trois mille francs de revenus de
plus, il répondrait à tous les besoins de la population.
Il est bien situé, bien distribué, bien aéré; le système
administratif actuel garantit contre toute possibilité de
malversations; et, quant à l'administration intérieure,
je ne pense pas qu'on puisse jamais trouver de servantes des pauvres aussi zélées, aussi courageuses, et
possédant autant de connaissances pratiques médi-
cales et de détail de ménage que les sœurs-hospita-
lières par lesquelles la maison est desservie.

ANCIENS REVENUS.

N'ayant pas trouvé les comptes de 1782, 1783 et
1784; et ceux qui sont postérieurs étant moins intel-
ligibles, je me suis arrêté au compte rendu en 1782
par M. Noblet, ancien marchand plâtrier, rue de
Sannois en face le petit lavoir, lequel jouissait d'une
très-bonne réputation. Son compte d'ailleurs est un des
mieux dressés. De ce compte il résulte que les revenus de l'hôpital se composaient:

1° Du produit de la dîme Saint-Ladre,
louée à un nommé Lesecq, moyennant la
somme annuelle de. . . . .   90 liv.

2° De celui de la dîme de Franconville,
                   A reporter. . .   90 liv.

Report. . . . 90 liv.

louée à Jean Bertin, la somme de. . . 200

3° Du revenu de celle de Saint-Leu, louée, y compris le gros décimateur fixé à cinq muids de vin. 100

4° de 173 parties de rentes sur particuliers, montant ensemble, 5° déduit, à la somme de. 4,425

5° Une rente touchée par le même trésorier, due par la Charité de Paris, de. . 240

6° *Idem*, due par l'établissement de Charenton. 480

7° *Idem*, due par le couvent de la Mercy de Chevoise. 200

8° Rentes sur l'État, touchée par les receveurs Lachaume et Lesecq, ensemble. 2,116

9° Biens ruraux et clos de la ville, ensemble. 340

10° Bois de Saint-Marc, terme moyen des trois années. 1,100

11° Dons, aumônes, quête de vin ensemble. 300

Total. . . . 9,591 liv

Examen fait aussi de plusieurs autres comptes antérieurs, ces comptes roulent à peu près sur le même

chiffre ; partant, on peut fixer le montant des revenus
annuels de l'hôpital avant la révolution de 1789 comme
pouvant être depuis longtemps de 9,000 à 9,500 francs.

RÉDUCTION DES REVENUS DE 1790 A 1800.

Nous laisserons les temps malheureux de 1790 à
1800 ou environ, pendant lesquels temps les particuliers, débiteurs de rentes, ne voulaient plus payer,
non plus que le gouvernement qui était en liquidation avec tous ses créanciers, au nombre desquels se
trouvaient ceux des établissements religieux suppri-
més, et dont les biens étaient tombés dans le domaine de l'État, ce qui a mis un désordre effrayant
dans les finances de l'hôpital d'Argenteuil, au point
que l'établissement n'avait plus de crédit, et que les
administrateurs d'alors ont eu la générosité de s'im-
poser et de répartir charitablement entre eux un sub-
side de 600 francs. La commune, de son côté, a mis
pendant deux ans un octroi sur le vin de consommation, qui a produit, pour 1806. . 1,795 fr. 75 c.
                Pour 1807. . 1,859   »»
                      Total. . 3,654 fr. 75 c.

qui ont été payés par la commune à titre de subsides.
Ainsi, sans m'arrêter sur ce temps de révolution, je

passerai tout de suite de 1790 à 1807, date du premier compte dressé d'une manière claire et précise, et montant, tous les revenus réunis, à la somme de. . . . . 4,786 fr. 76 c.

    Celui de 1808 à. 4,848   96

    1809 et 1810. — Ces comptes sont à peu près les mêmes que les précédents et les suivants.

    1811. — Le revenu ne s'est élevé qu'à la somme de. 4,733   »»

    1812 à. 4,773   »»

                         Total. . 19,141 fr. 72 c.

dont le quart est de 4,785 fr., montant du terme moyen des revenus dans les douze premières années du xixe siècle; partant, il y aurait différence avec l'ancien revenu de 4,806 fr., ce qui fait moitié à peu près que l'établissement a perdu par la suppression des dîmes, par le remboursement d'une grande partie des rentes en assignats, que le gouvernement a appelé fonds aliénés; par la suppression des rentes dues par l'Etat, comme représentant les aides et gabelles, les divers ordres religieux, l'établissement de Charenton, la Charité de Paris, etc., et dont le montant de toutes les dites parties de rentes a été réduit au *tiers consolidé* à l'égard de celles remboursées entre les mains des receveurs de l'enregistrement, montant à peu près à 600 fr. de revenu, suivant le compte fait par le gouvernement lui-même. Un décret impérial, du 1er jour complémentaire an XIII (1805), combiné avec les dispositions de la loi du 19 vendémiaire an V, qui conserve les hospices civils dans la jouissance de leurs biens, et règle la manière dont ils seront administrés, ordonnait qu'il serait distribué aux établissements de charité, en indemnité des fonds aliénés, des biens non vendus provenant d'émigrés ou de condamnés politiques ; et c'est ainsi qu'en exécution du dit décret, M. le comte de Gavre, préfet de Seine-et-Oise, a, par sa lettre du 14 mars 1806, annoncé à la commission administrative de l'hospice, que cet établissement était compris dans une distribution de biens provenant d'émigrés, en indemnité de ceux des biens aliénés ; mieux convenait-il de dire de ses *rentes*, dont les receveurs de l'enregistrement avaient reçu le remboursement, et montant à 600 fr. de revenu, et que la dite distribution était composée ainsi qu'il suit, savoir :

10 hectares 52 ares 2 centiares de terre labourable en six pièces, provenant de Mme Letellier, veuve Delorme, situées commune de Sagy-Saillancourt et Auvers, estimés d'un revenu de 60 fr., au capital de 1,200 fr., ci . . . . 1,200 fr.

2 hectares 10 ares 92 centiares, sis à

A reporter. . . . 1,200 fr.

Report. . . . 1,200 fr.

Saint-Remy-les-Chevreuse, faisant anciennement partie du domaine de Vaugien, provenant de Mme de Caradaux, veuve de M. Louis, marquis de la Toison-Roche-Blanche, estimés d'un revenu de 106 fr., au capital de. . . . 2,120

9 septiers 1 minot et demi de terre labourable, situés à Prunay-sous-Ablis, provenant de Mme Le Maire veuve Olivier, estimés d'un revenu de 142 fr. 25 cent. 2,825

Total. . 6,145 fr.

A ce compte il est ajouté que les biens de l'hospice ne donnant qu'un total de 6,000 fr., cet établissement devra soulte au gouvernement de 145 fr. ; mais, malgré les recherches et les démarches multipliées, constatées par les écrits de l'administration d'alors, il paraît qu'il a été impossible de se mettre en jouissance des biens de Sagy-Saillancourt et de ceux de Prunay-sur-Ablis.

A l'égard des 2 hectares 10 ares 92 centiares de Saint-Remy-les-Chevreuse, les héritiers de Mme de Caradaux, s'appuyant sur la loi du 5 décembre 1814 et sur les dispositions de l'ordonnance du roi, du 11 juin 1816, ont réclamé ce bien confisqué à leur parente ; mais l'article 6 de la dite ordonnance, ayant été rapporté par celle du 12 août 1818, l'hospice est resté en possession du dit bien, et quel que fût le motif de la saisie de cette terre sur la famille Roche-Blanche, le milliard d'indemnité accordé et distribué aux émigrés en 1825, et dont les héritiers de Mme de Caradaux ont dû avoir part, a retiré aux dits héritiers tout droit de réclamation envers l'hospice, qui, par ainsi, demeure propriétaire incommutable du dit bien de Saint-Remy-les-Chevreuse, et il est bien à regretter que nos prédécesseurs n'aient pas poussé leurs démarches jusqu'à s'adresser à l'administration supérieure pour obtenir, sinon d'autres biens que ceux désignés et dont ils n'ont pu être mis en possession, du moins une indemnité en argent ou en rentes inscrites sur le grand-livre de la dette publique, pour compléter les 600 fr. de revenu aliénés, suivant le compte fait par le gouvernement lui-même, et dont il se reconnaissait débiteur.

AUGMENTATION DES REVENUS.

D'après les détails qui viennent d'être donnés, nous voyons que, par les effets inévitables de la révolution de 1789, les revenus de l'hospice sont tombés à 4,800 fr., montant qu'ils n'ont même atteint qu'après la liquidation du tiers consolidé; car, de 1792 à 1797 ou 98, on ne touchait guère chaque année que le produit de la vente de la coupe ordinaire des bois et des loyers des biens ruraux, puisque, comme je l'ai déjà dit, les débiteurs de rentes ne voulaient plus payer, et que, le gouvernement étant en liquidation, tout payement d'intérêts était suspendu, et c'est à ce chiffre de 4,800 fr. que nous trouvons que se montaient les comptes de 1800 à 1812.

Comment ces revenus se sont-ils élevés jusqu'à 8,000 fr., ce qui est leur taux courant aujourd'hui? — Le voici.

Les habitants d'Argenteuil ayant toujours éprouvé beaucoup de répugnance pour l'établissement d'un octroi dont on n'avait fait qu'un bien faible essai, il n'a pas été possible de mettre ce moyen en pratique pour venir au secours des finances non pas seulement de l'hospice, mais encore de celles de la commune qui s'est trouvée bien des fois obérée. Or, la commission administrative a pensé devoir appliquer la plus sévère économie dans les dépenses, et sans refuser l'hospitalité à qui elle était due, elle a fait renvoyer l'été quelques vieillards admis pour passer le quartier d'hiver. Une délibération du 11 prairial an XIII et une autre du 20 fructidor même année (1805) portent que la première salle sera séparée en deux par une cloison en planches de 2 m. 35 c. de hauteur, laquelle devra être établie dans l'alignement du poêle, et qu'il ne sera reçu de malades et vieillards qu'autant que cette première salle, ainsi séparée, pourra en contenir; afin, que les dépenses n'excèdent pas les revenus, qu'on tâchera d'augmenter petit à petit, s'il est possible. C'est ce qui est arrivé; car on voit par les comptes qu'il était mis à peu près 1,000 fr. de côté par an. Ce système, pratiqué pendant environ trente années, a dû produire 30,000 fr., soit comme faisant le fonds de 1,500 fr. de rente, ci. . . . . 1,500 fr. »» c.

Le bien de Saint-Remy-les-Chevreuse, dont il a été ci-devant parlé, est loué net d'impôt pour l'hospice.   220

En 1813 a été vendue la réserve du bois de Boulin, qui a produit franc pour l'hospice 12,000 fr., soit en revenu.   600

En 1814, l'hospice a reçu en linge, en vin, farine, légumes secs, vieux matelas, etc., etc., provenant des débris des magasins de Pontoise et de Franconville et de l'ambulance établie au Pecq, pour à peu près la valeur de 2,000 fr. (Ceci pour mémoire.)

En 1824 a été vendue la petite ré-
A reporter. . .   2,320 fr. »» c.

Report. . . .	2,320 fr. »» c.

serve des bois des Éboulures, qui a
produit 8,000 fr., soit 400 fr. de rente. | 400

Dans toutes les coupes ordinaires,
dites de taillis sous futaies, existaient
beaucoup de très-anciens baliveaux
qui dépérissaient, dont on a obtenu la
vente, laquelle a produit, à très-peu
de chose près, la somme de 6,000 fr.,
soit en rente. . . . . | 300

Le tour de vente des quatre coupes
de Saint-Marc, essence de châtaignier, s'étant rencontré avec l'établissement des chemins de fer, et ce
bois d'industrie étant alors fort re-
cherché pour faire des clôtures aux
dits chemins, les enchères sont mon-
tées au delà de toute prévision,
tellement que la vente de chacune
des coupes a produit 1,000 fr., ce
qui fait ensemble 4,000 fr., soit
200 fr. de revenu. . . . . , . | 200

L'hospice était propriétaire indi-
vis avec la fabrique d'une maison
sise rue des Ouches, vendue, en l'année 1829 à M. Dubaut, moyennant

A reporter. . . 3,220 fr. »» c.

Report. . . . 3,220 fr. »» c.

la somme de 3,435 fr. laquelle
somme, partagée en deux, a donné
à chacun des deux établissements
1717 fr. 50 c., soit 85 fr. 85 c.
d'intérêts pour l'hospice; donc. .   85   85

Plus, la vente de la vieille et très-
ancienne maison de Saint-Marc, maison jusque-là plus à charge qu'à
profit, a donné 270 fr. de rente remboursée, mais immédiatement repla-
cée.   270

Depuis trente à quarante ans il y
a eu un dépeuplement de forêts assez
sensible en France, ce qui, avec la
grande activité qu'ont prise les
constructions, non-seulement à Paris, mais par toute la France, a occasionné un renchérissement dans le
bois et a donné une plus-value de
1,000 fr. à nos ventes annuelles.
Comme je crois que son cours actuel se maintiendra, je fixe cet excé-
dant de revenu à 1,000 fr., ci. . .   1,000

Total.   4,575 fr. 85 c.

On ajoutera le montant des an-
À reporter. . .   4,575 fr. 85 c.

Report. . . . 4,575 fr. 85 c.

ciens revenus, c'est-à-dire ceux de
1800 à 1812. 4,800

Total. 9,375 fr. 85 c.

Sur cette somme il convient de
déduire celle de 600 fr., appartenant
au bureau de Bienfaisance et faisant le premier fonds de ses revenus
dont l'hospice était autrefois chargé,
mais qui ont été transportés à la
caisse du bureau depuis son organisation en l'année 1833. (Voir page 288.). 600

Reste. 8,775 fr. 85 c.

Mais sur toutes les sommes détaillées ci-dessus, le
mobilier de l'établissement étant déjà depuis bien
longtemps tombé dans un état complet de vétusté, il
a été dépensé au fur et à mesure de la perception
de plusieurs des sommes reçues extraordinairement
et ci-dessus détaillées, savoir :

En achat de linge et objets de literie, tels que cou-
chettes en fer, matelas et couvertures, etc., linge
de corps et de table, ensemble environ 8,000 fr.,
ci. . . . . 8,000 fr.

Et en maçonnerie dans la maison, de-

A reporter. . . 8,000 fr.

Report. . . 8,000 fr.

puis 1837 jusques et y compris 1841, à
peu près aussi, ... 8,000

Total. . . 16,000 fr.

Ce qui représente 800 fr. de rente à déduire. Restera
donc 8,000 fr. moins 25 fr., soit 7975 fr., somme à
peu près égale à celle du montant des revenus actuels,
comme je l'ai fait voir en traitant ce chapitre.

Il est à observer que, depuis trente ans, il a été
remboursé beaucoup de rentes dues par des particuliers, lesquelles ne produisaient que 4 p. 100, et qui
ont été replacées en rentes sur l'État au moins à 5,
suivant le cours de la rente, ce qui a dû encore faire
une *bonification*.

Mais, en 1806, il y a eu une assez forte épidémie,
et il est mort 173 personnes, presque toutes habitant
les quartiers entre le quai et la grande rue, ainsi
qu'en 1832, année du choléra, où il y a eu 275 victimes, mais réparties cette fois dans toute la commune. Or, dans ces deux années, l'hospice a eu un
surcroît de dépense qui peut faire compensation avec
la bonification dont il est question ci-dessus.

Ainsi avec 8,000 fr. de revenus bien administrés, l'hospice d'Argenteuil peut recevoir et reçoit
effectivement tous les malades de la commune, à mesure qu'il s'en présente, et donne en outre l'hospi-

16

talité gratuite et permanente à quatre vieillards de chaque sexe.

La maison est en très-bon état de réparation, cet établissement est également bien fourni en linge, et il y a d'ailleurs tous les ans, au budget, une allocation pour l'entretien de cette partie du mobilier.

La petite réserve a déjà vingt ans de coupe ; encore quatre ou cinq ans, et on pourra obtenir l'autorisation de la vendre. J'estime qu'elle doit produire à peu près 8,000 fr. nets pour l'hospice ; ainsi, comme cette somme devra être placée, cela fera 400 fr. de revenu de plus ; et dix à douze ans après la vente de cette petite réserve, viendra le tour de la grande, du bois de Boulin, que j'ai déjà, comme administrateur, vu vendre deux fois, et qu'on ne peut estimer moins de 15 à 16,000 fr., toujours en sus des frais énoncés au cahier des charges, ce qui fera encore une augmentation de revenu de 7 à 800 fr. Partant, en 1860, les revenus de l'hospice devront être de 9,000 et quelques cents francs, ce qui mettra cette maison en état de recevoir plus de malades si la population venait à augmenter ; et dans le cas contraire on pourra admettre gratuitement un plus grand nombre de vieillards.

ÉTAT DE FORTUNE ACTUEL DE L'ÉTABLISSEMENT.

1° 35 hectares 71 ares 7 centiares correspondant à
104 arpents de bois, territoire de Franconville, Montigny et Taverny, comme il est ci-devant détaillé, estimés ensemble, fonds et superficie, à la somme
de. . . . . 150,000 fr.
   2° Bien de Saint-Remy-les-Chevreuse. 6,000
   3° Biens de M. Brindelet. 6,000
   4° Grande pièce des Perreux. . . 1,000
   5° Clos de l'hospice. 6,000
   6° Reste de rentes sur particuliers,
65 fr. à 4 p. 100, soit en capital. . . 1,660
   7° Rentes sur l'État, 5,083 fr. au
cours de 112 fr. 114,000
   8° Tous les bâtiments occupés par
l'établissement, estimés. 30,000
   9° Tout le mobilier, tel que linge,
literie, meubles et argenterie. . . 10,000
               Total. 324,660 fr.

Tels sont les renseignements que j'ai pu me procurer, et que j'ai analysés comme il est dit et détaillé dans cet écrit, qui forme donc l'histoire de notre
établissement, d'abord appelé *la Charité*, puis *la
Maison-Dieu*, puis *l'Hôtel-Dieu*, ensuite *l'Hôpital*, et

aujourd'hui autant hospice qu'hôpital, étant en effet l'un et l'autre : *hôpital*, puisqu'on y soigne gratuitement les pauvres malades, et *hospice*, puisqu'on y admet d'une manière permanente des vieillards indigents pour y être nourris et entretenus.

En appendice à tout ce que dessus, voici également le détail de quelques faits détachés se rapportant à l'hospice, qui pourront plaire au lecteur que je suppose toujours portant intérêt à cet établissement.

Le premier registre qui existe aux archives a été coté et paraphé, le 29 mars 1704, par M. Gentil, bailli d'Argenteuil. Ce registre contient toutes les délibérations de 1704 à 1729. Il n'y manque pas une page.

Le second registre est coté et paraphé, le 28 décembre 1729, par M. de Sérouville, bailli ; il contient également toutes les délibérations prises de 1730 à 1768, et il ne manque non plus aucun feuillet.

Je répète que le registre suivant (de 1768 à 1790) n'existe pas aux archives, non plus que les comptes de 1780 à 1783.

Pour donner une idée de la rétribution des traitements et du prix des marchandises il y a cent cinquante ans, voici ce que j'ai extrait du premier compte-rendu, dressé, conformément à l'ordonnance du Roi, sur la comptabilité des hôpitaux, en date du 12 décembre 1698, par M. Claude Bouchard, l'un des premiers trésoriers.

Du 25 août 1687, payé à M. Moutier, chirurgien, pour une année de ses *gages* (*sic*), échue aujourd'hui, la somme de 60 livres.

Le 16 janvier 1688, payé à Vimard et à Capitaine, serruriers, la somme de 4 liv. 2 s., pour avoir fourni conjointement un tronc garni de ses serrures et placé dans l'hospice.

Le dernier de mars 1691, payé au sieur Bonnome, pour une corde et demi-corde de bois la somme de 20 liv.

Le 22 décembre 1691, payé au même Bonnome, pour une demi-corde de bois, la somme de 6 liv. 10 s.

Le 8 janvier 1692, payé encore au même, pour une demi-corde de bois, 6 livres 10 sous.

Le 6 mars, payé au même, pour une demi-corde de petit bois, 5 livres.

Le 18 du dit mois et an, payé à Bouchard, pour quatre cents de cotrets, 25 livres.

Le 15 juin 1692, payé au sieur Chevillard, marchand de bois, pour cinq cents de cotrets au grand compte 572, la somme de 35 livres.

Payé pour avoir rentré à l'hôpital six demi-muids de vin, provenant de la quête faite par M. Simon Collas, prêtre, la somme de 1 liv. 10 s.

Le 12 juillet 1698, payé au sieur Poupet, marchand de bois, pour la fourniture d'une corde et demie de grand bois rendue à l'hôpital, à raison de 22 livres la corde, 33 livres.

16.

Le 16 novembre 1698, quittance donnée par le sieur André Michel, plâtrier, porte Sannois, de la somme de 80 livres, pour la fourniture de dix muids de plâtre rendus à l'hôpital, à raison de 8 livres le muid de soixante-douze sacs.

Le 30 octobre 1707, le bureau de direction fait marché avec le sieur Auger, marchand boucher, pour la fourniture, pendant toute l'année, de la viande dont la Maison-Dieu pourra avoir besoin, à raison de trois sous la livre. Cette même année le pain valait quatre sous et demi la livre, les blés ayant été gelés l'hiver : plusieurs fois, on a acheté de la farine pour cuire dans la maison.

Le dimanche 18 mai 1710, délibération qui dispose qu'à l'avenir aucun malade ne sera reçu à l'hôpital qu'après avoir été visité par le médecin, et s'être muni ensuite d'un billet signé des administrateurs.

Le 10 août 1710, en assemblée, tenue au château du Marais, résidence d'été de monseigneur l'évêque de Meaux (Bossuet [1]), le bureau de direction a décidé qu'à l'avenir toutes les assemblées se tiendront à l'hôpital, et non plus au presbytère où elles se tenaient auparavant.

Le dimanche, 19e jour d'avril 1711, il est arrêté qu'à l'avenir les meubles et effets de tous les pauvres qui décéderont à l'hospice, sans enfants ou proches parents, appartiendront à la maison.

[1] Mort à Paris, 12 avril 1704.

Le 2 août 1722, le grand Bureau autorise les administrateurs à vendre les arbres qui ont été arrachés par les terrassiers employés à rélargir le chemin de Paris à Pontoise, qui passe le long de la ferme de Saint-Marc, et qui prend beaucoup de terrain à l'hôpital. En 1724, les administrateurs reçoivent, pour indemnité d'environ deux arpents pris en 1721, la somme de 380 livres, ce qui met cette terre au prix de 2 livres la perche.

Le ... juillet 1739, payé aux dames Bernardines et à Jean Barthe, horloger, la somme de 187 livres pour achat, réparation et pose de l'horloge des dites dames Bernardines. Cette horloge a été remplacée par une neuve en 1783, fournie par M. Magitor, de Paris, pour le prix de 340 livres [1].

Par délibération du grand Bureau, en date du 3 janvier 1741, les administrateurs sont autorisés à acheter des féveroles jusqu'à concurrence de la somme de 500 livres, pour être distribuées aux pauvres qui manquent de pain. Il en a été acheté pour 486 liv. 17 s.

Cette année, la récolte a manqué par les pluies trop abondantes et le débordement des rivières. Depuis, la Seine n'a jamais monté aussi haut.

Par la même assemblée (3 janvier 1741), les ingé-

---

[1] En 1852, une nouvelle horloge a été achetée à l'aide d'une loterie qui a produit 1,100 francs.

nieurs des routes sont autorisés à prendre dans le bois de Boulin encore 63 perches de terrain qu'il faut pour mettre la route de Paris à Pontoise à la largeur de 60 pieds, y compris les fossés.

Le 16 juillet même année, par autre délibération du grand Bureau, les administrateurs sont autorisés à faire borner les cantons du terroir d'Argenteuil et de celui de Franconville, sujets à la redevance de la *dîme Saint-Ladre*, appartenant sur Argenteuil, moitié à l'hôpital, moitié aux religieux Bénédictins, et sur Franconville, moitié à l'hôpital, moitié aux Dames de Saint-Cyr. L'étendue du terrain assujetti commençait au grand sentier du canton de *Tourne-Derrière*, en suivant sa direction vers la montagne, et en suivant le grand chemin de la Frette jusqu'aux limites du territoire montant droit à la montagne; et la descendait traversant le territoire de Franconville à peu près dans la même largeur, jusqu'au chemin de Jules César, limitrophe du chemin de Boissy.

Le droit de dîme consistait dans le prélèvement à titre de *champart*, d'une botte de grain à prendre sur dix bottes dans toutes espèces de récoltes céréales.

Le trentième jour du mois de novembre 1748, le sieur Étienne Chevalier (mon bisaïeul), expose au bureau de direction qu'il a chez lui une somme de 6,000 francs, de fonds oisifs, appartenant à l'hôpital, et qu'il désirerait qu'il fût pris un parti avant l'hiver pour le placement de cet argent dont il est responsable. Le bureau décide que ces fonds seront déposés dans le coffre de la fabrique.

De 1755 à 1761, le trésorier ayant été autorisé à prendre du vin en payement chez les pauvres débiteurs de rentes, le comptable en a pris dans ces trois années pour 965 francs. Cette quantité de vin, jointe à celui provenant du gros décimateur de Saint-Leu, et à celui qui avait été récolté dans le clos que les administrateurs faisaient valoir, amena un encombrement dans les caves de l'hospice ainsi que dans les celliers de la maison de Palette qu'on avait été obligé de louer; mais comme on ne trouva pas à vendre ce vin en gros, les Sœurs économes furent chargées de le vendre en détail. Cependant l'année suivante (1762), on en a vendu à Baudouin, d'Épinay, pour 1,400 francs, et le 28 juillet, 1765, les administrateurs ont versé, en mains du trésorier, la somme de 789 francs pour vin qu'ils avaient été vendre à Senlis, où se tenait un marché de ce liquide.

Dans le compte de M. Jean-François Chevalier, l'un de mes oncles, alors trésorier, on trouve que le 18 germinal an IV [1], il a reçu de M. Jaguy, commissaire envoyé au département pour y réclamer une indemnité

_____

[1] 10 avril 1796.

de secours la somme de 60,000 pour l'hospice, mais ces 60,000 francs en assignats n'avaient qu'environ la valeur réelle de 636 francs. Le numéraire ayant été déclaré *marchandise*, et le louis d'or de 24 francs, valant alors de 220 à 225 francs [1] en assignats.

Le 14 mai 1806, la maison de l'hospice d'Argenteuil reçoit du receveur des contributions de Franconville un *garnisaire* pour le retard de payement de la somme de 233 fr. 54 cent. de contributions que l'établissement redoit.

Par délibération en date du 15 avril 1826, la commission administrative accorde à Mme Oshée [2], dernière économe civile, et qui avait exercé gratuitement cette fonction pendant dix-huit ans et demi, une pension de retraite de 150 francs, mais à la condition de quitter tout de suite pour faire place à des Sœurs hospitalières de la Trinité, de Chartres. Ces Sœurs sont installées le 18 du dit mois d'avril, par mesure générale et commune à tous les établissements de charité de France. Conformément d'ailleurs

[1] A la bourse du 1er juillet 1795, le louis valait 3,300 francs d'assignats; au 1er janvier 1796, il en valait 4,000; au 1er février 5,300, enfin à la bourse du 1er mars 1796 il représentait 71,200 d'assignats, et, le 15 juillet suivant, ce papier monnaie était complétement tombé. Il en avait été fabriqué pour plus de 40 milliards.

[2] Mme Oshée, décédée le 13 juin 1847 dans sa 84° année.

à l'initiative prise par le ministre de l'intérieur, sous la date du 7 janvier 1840, il est passé un traité entre les administrateurs de l'hospice et le supérieur de la dite congrégation des dites Sœurs de la Charité de Chartres, lesquelles d'après ce traité ont continué et continuent toujours d'exercer dans l'hospice les fonctions qui leur ont été confiées en 1826. (Voir le registre des délibérations, f° 35.)

A ces détails extraits de tous les documents que j'ai compulsés sur l'hospice d'Argenteuil, j'ajouterai ceux qui suivent :

En 1846, a été construit le passage qui conduit (extra muros) du vestibule à la belle façade du Conseil administratif.

En 1847, a été vendue la coupe de la petite réserve, vente qui a produit la somme de 8,600 francs, et à cette occasion, le carreau des deux grandes salles étant usé et fort dégradé, l'administration a fait remplacer le carrelage par deux très-beaux planchers en chêne, ce qui est d'ailleurs plus sain pour les malades.

A l'occasion du choléra de 1849, le grand Bureau a été transformé en une salle de malades, et il est resté depuis pour recevoir les vieillards hommes.

On a vu, page 233, que sans compter le produit des quêtes, dons et aumônes faits de la main à la main, depuis la création de l'hospice, année 1634, jusqu'à l'année 1754, le montant des legs qui ont été faits à cet établissement s'est élevé à la somme de 103,393 fr. 45 c.

Rien dans les comptes des anciens trésoriers, de 1767 à 1818, ne constate d'autres dons.

NOUVEAUX LEGS FAITS A L'HOSPICE, A DIVERS ÉTABLISSEMENTS CHARITABLES, ET A LA COMMUNE.

De 1818 à 1838, les legs faits par quatre personnes, dont on verra tout à l'heure les noms, se sont élevés à la somme de 6,600 francs. Ces libéralités, jointes à 600 francs de rente distraits des revenus annuels de l'hospice [1], ont concouru à former les premiers fonds du bureau de Bienfaisance, qui depuis 1833 a une administration et un budget particuliers.

Les quatre personnes douatrices des 6,600 francs, sont :

1° M. Raimont. Par son testament en date du 27 septembre 1818, le dit M. Raimont, alors propriétaire de la dernière maison, quai de Seine, côté sud-ouest, donne aux pauvres d'Argenteuil une somme de. . . . . 1,000 »

2° M. Trubert père, par son testament

A reporter. . . 1,000 fr.

[1] En 1833, lors de l'organisation du bureau de Bienfaisance ; jusque-là les administrateurs de l'hospice avaient la charge de distribuer aux pauvres cette somme annuelle de 600 francs, en bons de pain, viande et bois.

	Report. . . .	1,000 fr.
olographe en date du 24 octobre 1826, donne aux pauvres de la dite commune la somme de.		3,000 »

3° M. Desaints, ancien maire du 7ᵉ arrondissement de Paris et ancien propriétaire de l'hôtel actuel de la mairie d'Argenteuil, sis quai de Seine, a donné une somme de. . . . .   600 »

4° M. Collas (Denis-Jacques), natif d'Argenteuil, marchand de bois et fer à Sèvres, a donné, pour être convertie en rentes au profit du bureau de Bienfaisance, la somme de. . . . .   2,000 »

En tout comme plus haut. . . . .   6,600 »

Par son testament en date du 11 mai 1822 (délivrance du legs le 19 mars 1827), M. Jean-François Collas, gendre Bast, père de M. Collas, nommé ci-dessus, des plus anciennes familles de la ville, donne à la commune une petite maison sise cour Naveau, des biens ruraux situés sur le territoire, et une inscription pour compléter 400 francs de rente, à la charge par la commune d'entretenir une école de charité, pouvant contenir environ une trentaine de jeunes filles appartenant aux familles indigentes.

Quelques années après, Messieurs ses trois fils ont

fait démolir l'ancienne maison et fait construire celle qui existe aujourd'hui ; mais les biens ruraux ayant perdu de leur valeur locative, ces Messieurs ont eu la générosité d'ajouter à la donation de leur père une inscription de 300 francs de rente sur l'État, acceptée par le Conseil municipal, le 8 mai 1841.

Le 10 mars 1843, le Conseil municipal accepte également le legs de 50 francs de rente, tiers consolidé, donné au bureau de Bienfaisance par M. Jean-Charles Legrand, ancien marchand de draps et ancien administrateur de l'hospice.

1843, 8 juin, pareille acceptation d'une somme de 400 francs, une fois donnée par Mme veuve Antheaume, née Douville, savoir : 200 francs à l'hospice, et 200 francs pour être employés dans l'école des Sœurs de Charité.

1844, 11 février, par acte passé devant Me Cousin, notaire en cette commune, M. Pierre Chevreuil, ancien administrateur de l'hospice, et son épouse, née Magnier, propriétaires de la maison bourgeoise en face de l'hospice, donnent à cet établissement une somme de 8,000 francs, franche de droit d'enregistrement, pour la fondation d'un lit qui devra être à la disposition de la famille Chevreuil et de tous ses descendants jusqu'au dernier, mais du premier degré seulement.

Autorisé par le Conseil municipal, 13 février 1844.

1844, 19 mars, M. Louis Charles Samson, ancien marchand de bois, Grande-Rue, donne au bureau de Bienfaisance une inscription de 100 francs de rente, 5 pour cent.

1846, 19 août, le bureau de Bienfaisance est autorisé par le Conseil municipal à accepter de M. Violette père, membre du comité local d'Instruction primaire un legs de 150 francs de rente 3 pour cent, destiné à être employé dans l'école des Sœurs de Charité, dont il est voisin ; et plus, d'une somme de 500 francs, pour être distribuée aux pauvres.

1846, 10 novembre, acceptation du legs de Mme Marie Claude Lhérault, veuve Legrand, consistant en une rente de 50 francs, que cette défunte a entendu donner comme feu son mari.

1849, 17 juin, acceptation par le bureau de Bienfaisance d'un bon de rente de 50 francs, sur l'État, donné par les héritiers de feu M. Denis Louis Touzelin, ancien marchand de draps, Grande-Rue, au coin de la rue de Pontoise.

1852, mars, Mme Chevreuil fils, née Magnier, donne de la main à la main, à l'hospice, une somme de 500 francs.

1852, par son testament en date du 15 octobre 1845, Mme Jeanne Marie Bigeon, veuve de M. Denis Jacques Collas, donateur en 1838, d'une somme de 2,000 fr. au bureau de Bienfaisance, donne comme son mari,

une somme de 2,000 fr., mais pour être employée
dans l'école de charité fondée par son beau-père. —
La dite veuve étant décédée le 13 avril 1852, son legs
de 2,000 fr. réduit, après les droits d'enregistrement
payés, à 1,800 fr., a été employé pendant les vacances
de 1853 à l'agrandissement de la classe.

1852, 12 septembre, par acte passé devant Mᵉ Desaints, notaire en cette commune, M. Jean Grégoire
Collas, propriétaire, ancien maire, donne à l'hospice
d'Argenteuil la somme de 9,000 fr., devant être placée
en rentes 3 pour cent, pour la fondation d'un lit qui
sera à la disposition de sa famille jusqu'à la troisième
génération seulement, après quoi ce lit restera à la
disposition des administrateurs de l'hospice.

1852, 13 décembre, M. Pierre Eugène Chevreuil,
fils ainé, religieux trappiste, donne à la commune
d'Argenteuil une somme de 16,000 fr., à la condition
que le directeur de l'école d'enseignement mutuel,
située rue de Calais, serait remplacé par trois Frères
de la Doctrine chrétienne, et que le bâtiment d'habitation ainsi que la classe serait mis à la disposition
des Frères pour donner l'instruction gratuite aux
jeunes garçons.

1853, 8 janvier, donation faite par M. Jean Grégoire Collas, déjà cité, d'une somme de 4,500 fr. pour
être placée, au profit du bureau de Bienfaisance, en
rentes 3 pour cent.

1849, 7 avril, par son codicille.

Le même M. Jean Grégoire Collas, demeurant dans sa maison en face le bas de la rue de la Dîme, aujourd'hui rue de la Liberté, décédé le 27 février 1853, lègue à la commune d'Argenteuil une somme de 100,000 fr. les droits de mutation à la charge de la commune, à la condition que l'ancienne église ne sera pas réparée comme elle devait l'être, mais qu'elle sera démolie après qu'on en aura construit une neuve sur l'emplacement de l'ancien cimetière. Un délai de deux ans est accordé pour remplir toutes les formalités d'acceptation.

1853, 20 septembre, la commune accepte la somme de 1,000 fr. de rente, 3 pour cent, que M. Violette fils lui a léguée par son testament en date du 15 août 1845, les frais de mutation à la charge de la commune. Cette donation est faite dans les mêmes intentions que celles de M. Eugène Chevreuil (l'établissement des Frères de la doctrine chrétienne).

1853, le 19 octobre, le receveur municipal de la commune d'Argenteuil reçoit des héritiers de feu M. Jean-François Collas, frère aîné, de MM. Denis, Jacques et Jean-Grégoire Collas, ci-dessus nommés, la somme de 900 francs nette, restant, après les droits de mutation payés, d'une somme de 1,000 francs, léguée par leur père au bureau de Bienfaisance.

Je termine ici mon travail, laissant à ceux qui vien-

nent après moi le soin de noter les nouveaux dons
de notre commune. Les actes de bienfaisance, quel
que soit le motif qui les inspire, ne sauraient être
trop soigneusement publiés, enregistrés. Je désire-
rais même qu'il y eût dans la salle du conseil municipal un tableau sur lequel on inscrirait au fur et à
mesure les noms des donateurs, ce qui serait un témoignage de reconnaissance de la part des autorités
locales, et en même temps un stimulant pour provoquer des imitateurs, l'exemple étant à cet égard ce
qu'il y a de plus efficace.

Je me plais d'ailleurs à le reconnaître, l'esprit de
charité se manifeste de plus en plus en France, et
notamment dans la commune d'Argenteuil.

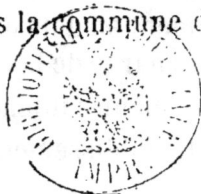

FIN.

TABLE DES MATIÈRES.

	Pages.
Préface.	1
Avant-propos .	III
Notice sur la commune d'Argenteuil (extraite de l'Histoire du diocèse de Paris, par M. l'abbé Lebeuf) .	7
Notice sur la commune d'Argenteuil, par M. E. O. Chevalier, membre de la Légion d'Honneur.	51
Notice sur l'hospice d'Argenteuil, par le même.	183

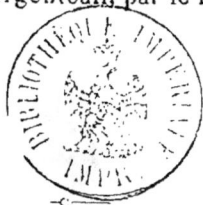

St Denis. — Typ. de A. Moulin, succr de M. Drouard